眼整形手术图谱

Oculoplastic Surgery Atlas

眼睑和泪器疾病

Eyelid and Lacrimal Disorders

（第 2 版）

主　编　Geoffrey J. Gladstone
　　　　Frank A. Nesi
　　　　Evan H. Black
主　译　邵　毅　裴重刚　谭　佳
主　审　刘祖国

河南科学技术出版社
· 郑州 ·

内容提要

本书共8章，专题介绍眼睑与泪器疾病的外科治疗。前7章详细介绍了眼睑疾病的外科治疗，第8章专门介绍了泪器疾病的外科治疗。本书将手术图谱与手术过程高质量视频相结合。手术图谱详细描述了手术关键步骤，手术全过程还可以进一步参考相应视频。本书可供眼科医生、眼整形外科医生、耳鼻喉科及普通整形外科医生和其他希望更好地了解学习眼睑手术者参考使用。

图书在版编目（CIP）数据

眼整形手术图谱：眼睑和泪器疾病第2版/（美）杰弗里J. 格莱斯顿（Geoffrey J. Gladstone），（美）弗兰克A. 奈斯（Frank A. Nesi），（美）伊万H. 布莱克（Evan H. Black）主编；邵毅，裴重刚，谭佳译. —郑州：河南科学技术出版社，2021.1

ISBN 978-7-5725-0144-9

Ⅰ.①眼… Ⅱ.①杰… ②弗… ③伊… ④邵… ⑤裴… ⑥谭… Ⅲ.①眼—整形外科学—图谱 Ⅳ.①R779.6-64

中国版本图书馆CIP数据核字（2020）第169033号

出版发行： 河南科学技术出版社

北京名医世纪文化传媒有限公司

地址：北京市丰台区万丰路316号万开基地B座1-115　　邮编：100161

电话：010-63863186　010-63863168

策划编辑： 孟凡辉

文字编辑： 王月红

责任审读： 周晓洲

责任校对： 龚利霞

封面设计： 吴朝洪

版式设计： 崔刚工作室

责任印制： 陈震财

印　　刷： 河南瑞之光印刷股份有限公司

经　　销： 全国新华书店、医学书店、网店

开　　本： 787 mm×1092 mm　1/16　　**印张：** 5.75　　**字数：** 120千字

版　　次： 2021年1月第2版　　2021年1月第1次印刷

定　　价： 98.00元

编著者名单

主编 Geoffrey J. Gladstone
Frank A. Nesi
Evan H. Black

主译 邵　毅　裴重刚　谭　佳

主审 刘祖国

译者 （以姓氏笔画为序）

石文卿　南昌大学第一附属医院
叶　蕾　三峡大学人民医院
朱佩文　南昌大学第一附属医院
刘文凤　南昌大学第一附属医院
刘荣强　广州医科大学附属第一医院
刘祖国　厦门大学眼科研究所
刘康成　中南大学湘雅医院
李秋玉　南昌大学第一附属医院
李清海　南昌大学第一附属医院
杨启晨　香港中文大学眼科及视觉科学系
张雨晴　南昌大学第一附属医院
张梦瑶　南昌大学第一附属医院
邵　毅　南昌大学第一附属医院
林　启　南昌大学第一附属医院
姜　楠　厦门大学眼科研究所
贺　瀛　南昌大学第一附属医院
袁　晴　南昌大学第一附属医院
陶文思　Bascom Palmer 眼科医院
梁荣斌　南昌大学第一附属医院
葛倩敏　南昌大学第一附属医院
裴重刚　南昌大学第一附属医院
谭　佳　中南大学湘雅医院
黎　彪　南昌大学第一附属医院

主译简介

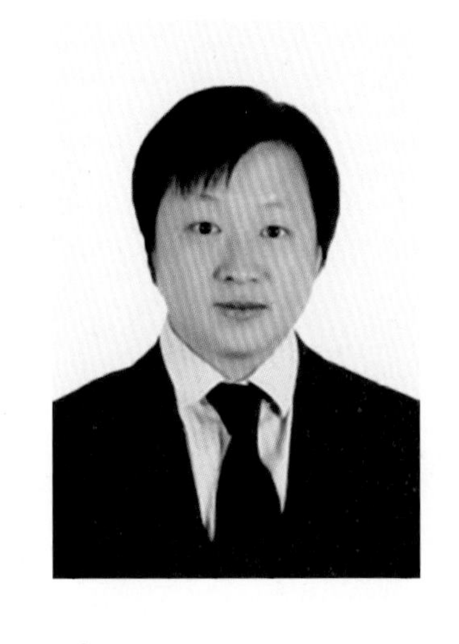

邵毅，毕业于中山大学中山眼科中心，美国 Bascom Palmer 眼科医院及厦门大学眼科研究所访问学者，南昌大学第一附属医院眼科副主任。目前为美国 ARVO 奖学金获得者，欧洲 EVER 会员。中国干眼协会委员，海峡两岸医药卫生交流协会眼科专业委员会委员，海归医师协会转化医学青年委员会副主任委员，中国微循环协会转化医学青年委员会副主任委员，中国智能眼科协会常务委员，中国医师协会眼科分会青年委员、病理学组委员，中国中药协会眼保健中医药技术委员，中华医学会临床流行病学和循证医学分会眼科专业委员会委员，中华预防医学会公共卫生眼科专业委员会委员，中国研究型医院协会神经眼科专业委员会委员，全国干眼中心联盟常务委员，国家基金一审专家，江西省青年高层次储备人才、省远航工程培养对象、省杰出青年、井冈学者、赣江学者、青年岗位能手、科技奖励评审专家，16 家 SCI 期刊副主编、编委、审稿专家。发表眼科 SCI 论著百余篇，CSCD/北大核心期刊 200 余篇，述评 12 篇。主持国家自然科学基金、省自然基金重大项目、省重点研发重大项目等 32 项，在 ARVO 和 WOC 等国际大会发言 30 余次，获国家专利 15 项，主编眼科专著 22 部(中文 12 部、英文译著 10 部)，参编卫生部教材 5 部、疾病专家共识 4 部，以第一完成人获得江西省科技进步二等奖 1 项。

主译简介

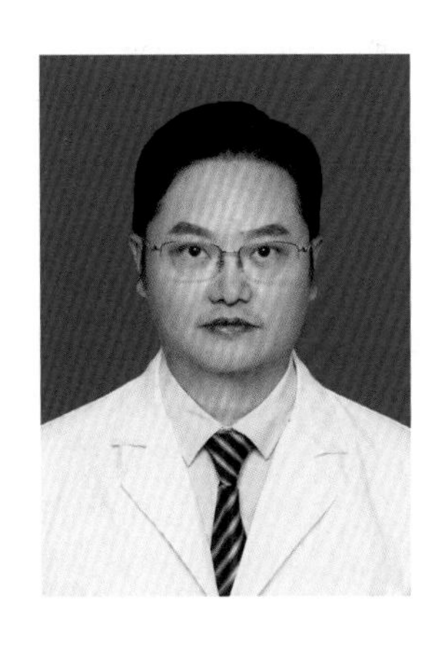

裴重刚，男，中国党员，南昌大学第一附属医院眼科主任医师，教授，科副主任，硕士研究生导师。江西省卫生系统学术和技术带头人培养对象、江西省防盲先进个人、江西省光明使者称号、江西省眼科学专委会常务委员、江西省视光学会斜视与小儿眼科专业委员会副主任委员、江西省整合医学学会理事会常务理事、江西省研究型学会眼科分会及小儿眼科分会副主委。为《国际眼科杂志》《江西医药》《南昌大学学报医学版》及《眼科医学杂志》编委及审稿专家。发表SCI文章20余篇，获得江西省科技进步二等奖1项。

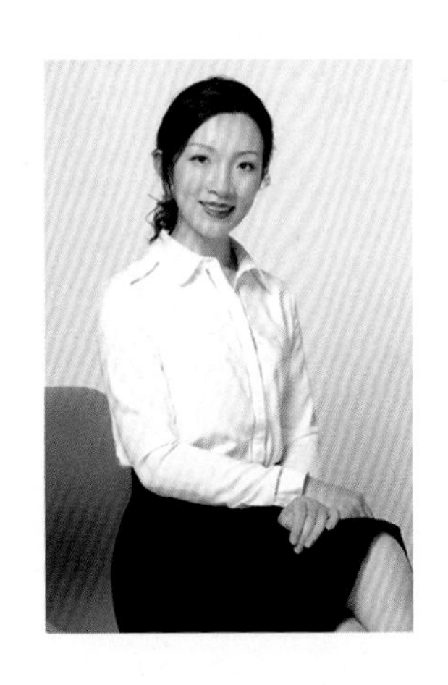

谭佳，毕业于中南大学湘雅医院，美国Bascom Palmer眼科医院访问学者，中南大学湘雅医院眼科副主任医师，眼整形眼眶病专业组负责人。目前为中国医师协会眼整形眼眶病专委会委员、中国抗癌协会眼肿瘤专委会委员、海峡两岸医药卫生交流协会眼科学专业委员会视网膜母细胞瘤学组委员、海峡两岸医药卫生交流协会眼科学专业委员会眼科内窥镜微创手术学组委员、湖南省医学会眼科学专业委员会眼整形眼眶病学组副组长、湖南省医学会烧伤整形专业委员会眼整形学组委员。发表眼科SCI论文10余篇，CSCD期刊及核心期刊多篇。主持国家自然科学基金、省部级科研项目多项，主编及参编眼科专著数本，获得湖南省医学奖一等奖1项，二等奖1项，湖南省科技进步三等奖2项。

中文版序

很高兴能为 Geoffrey J. Gladstone 教授、Frank A. Nesi 教授和 Evan H. Black 教授主编，邵毅博士主译的《眼整形手术图谱：眼睑和泪器疾病》作序。

该书详细地介绍了对眼整形手术的研究，为广大临床眼科医师提供了从基础到精通所需要掌握的各种知识点和技巧，全面介绍了眼整形手术中的相关知识。本书共8章，涵盖了从解剖基础到疾病分类以及手术的详细步骤，同时还配有百余幅高质量插图及手术视频进行说明。本书是眼科医师进行眼睑和泪器疾病诊疗的必读之作。

该书的原著者 Geoffrey J. Gladstone 教授、Frank A. Nesi 教授和 Evan H. Black 教授对眼眶及泪器疾病有着深刻的研究及丰富的临床经验。他们对眼整形有着自己独特的见解。本书译者邵毅博士是眼科疾病的专家，目前已经主编、主译眼科著作20余部，发表了350余篇同行评审的眼科文章。

因此，我非常推荐想要学习眼睑和泪器疾病或者想要提高对此类疾病诊疗的眼科医师去认真研读这本《眼整形手术图谱：眼睑和泪器疾病》。

欣为序！

2020年4月

译者前言

本书主编 Geoffrey J. Gladstone 教授、Frank A. Nesi 教授和 Evan H. Black 教授致力于不断改进眼整形手术。他们联合其同事共同收集了临床生涯中遇到的大量病例，记录下临床上遇到的眼睑及泪器疾病的治疗方案，整理汇编成本书——《眼整形手术图谱：眼睑和泪器疾病》，旨在为更多临床眼科医师提供准确的参考。本书内容全面，详尽切实，介绍了眼整形的手术方式，包括基础解剖、手术技巧等部分，本书附赠的手术视频能更详细地解析眼整形手术，让读者了解手术要点，锻炼手术技巧，是想要从初始到熟练掌握眼整形手术医师的必读之作。

作为一位眼科临床医师，我非常推荐 Geoffrey J. Gladstone 教授、Frank A. Nesi 教授和 Evan H. Black 教授编写的这部书。随着眼整形手术技术的发展，我国迫切需要一本全面详尽而具有指导意义的教材，作为广大同行的参考和未来眼科医师学习的资料。藉此我衷心地感谢本书的编者们对我的理解，同意将他们的著作译为中文版在国内发行。我真诚地邀请了来自多地知名医院及医学院校的 20 余位译者，他们均有丰富的眼科临床教学经验及眼科学知识，在繁忙的工作学习之余花费了大量心力与我共同完成了本书的翻译，为眼整形技术在国内的推广与规范略尽绵薄之力。感谢他们的辛勤劳动与无私奉献！同时，我也要衷心感谢出版集团的领导和责任编辑从选题、购买版权到组织翻译、出版做出的不懈努力。

不论作为临床眼科医师还是医学生，希望本书能为你们的工作与学习带来实际的帮助，成为你们解惑答疑、提升自我的良师益友，陪伴你们不断进步与成长。

由于译者水平有限，不足与错误之处，恳请广大读者赐教指正

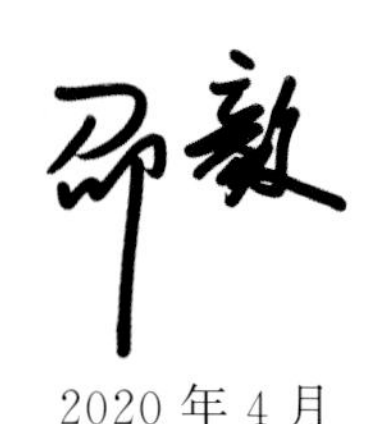

2020 年 4 月

原版前言

教学的意愿及教学所带来的成就感再次促使我们编写出这部作品,希望这部作品对读者有用,带来启发。

眼部整形手术的各个领域,包括眼睑和面部整形手术都经历了发展和演变。我们的知识展示了这个领域的进步及发展方向。解剖学知识是所有手术的基础及手术技巧的根基,也是我们为患者提供高质量医疗的基础。

因此,我们将文字和图表相结合,使用高质量的视频对其进行补充说明。希望通过这样的方式对进行此类手术的人提供最佳的指导。我们希望你们能通过使用我们的材料了解我们在眼部整形手术领域的独特但合乎逻辑的见解,并得到你们的认可。

Frank A. Nesi,MD,FAACS

(杨启晨　邵　毅　译)

第1版序

这是第一部将外科手术过程高质量视频与手术图集文字相结合的书。该书将涵盖每个手术患者的评估和决策。这可以让读者选择最合适的方案。本书将尽可能地详细描述手术步骤的关键点。关于手术过程可以参考随书视频。

本书适用于眼科医师,眼科整形外科医师,耳鼻喉及普通整形外科医师和其他希望更好地了解眼睑手术的人。它适用于初(中)级水平,包括可实践的、即时有用的技术。但是为了保证实用性及印刷量,本书适用范围有限。

尽管有许多其他的书或图谱,但本书将是第一部含有手术视频记录的书。这些视频镜头经过严格的编辑,能显示每个步骤。它将为读者提供独特的学习体验。使 Springer-Verlag 成为第一个推广此类多媒体演示的出版商。

越来越多的普通眼科医师、耳鼻喉科医师和整形外科医师对眼睑手术感兴趣。本书将为他们提供其他地方无法获得的学习资料。

推荐其他两本书,同样采用这种方式说明:

Volume Ⅱ-Orbit,Trauma and Lacrimal Disorders

Volume Ⅲ-Cosmetic Eyelid and Facial Surgery

Southfield,MI,USA Geoffrey J. Gladstone,MD,FAACS

(杨启晨 邵 毅 译)

第2版序

我们更新了15年前出版的书。从那时起，一个巨大的进步是高质量视频的采用。这些新版本含有我们更新后的文本和非常高质量的插图。新版本更简洁，更有利于读者阅读。这些章节完全涵盖了每个手术患者的评估和决策，并且提供了与视频相关的每个步骤的详细描述。

本书适用于眼科医师、眼科整形外科医师、耳鼻喉科医师、普通整形外科医师及其他希望更好地了解眼睑和面部手术的人。它适用于初(中)级水平，包括可实践的、即时有用的技术。但是为了保证实用性，本书适用范围有限。本书附带有经过严格编辑的高清视频，完全展示了每个手术步骤，能给读者提供独特的学习资料。

越来越多的综合眼科医师、耳鼻喉科医师和整形外科医师对眼睑和面部手术感兴趣。本书为他们提供了无与伦比的学习体验。

Southfield，MI，USA　Geoffrey J. Gladstone，MD，FAACS

（杨启晨　邵　毅　译）

致　谢

本书成功出版是许多人共同努力的结果。他们的奉献精神、专业精神及团队精神汇集在一起,使这本书成功出版。

特别感谢我们的医学插图画家做出的高质量及富有美感的图片,是他们的插图让文字说明得以以视觉图像呈现。和他们沟通合作非常轻松愉快。

我们的执行编辑Rebekah Amos Collins在前两卷的编辑中完成得非常出色。Springer的编辑Lee Klein不知疲倦地与我一起完成了本书,非常感谢他对本书的帮助。

Servat和Baylin博士更新了本书关于解剖学的章节。我们也再次感谢Rose、Lucarelli、Cook和Lemke博士对第1版的解剖学章节中的贡献。

最后,Nesi博士和我想向我们的导师致敬。没有Byron Smith和Allen Putterman博士,这一切都不能实现。他们在我们求学期间引导和塑造了我们,并对我们今后数十年产生了深远的影响。正是因为他们,我们才能通过这种方式回馈我们的职业。谢谢Allen和Byron。

Geoffrey J. Gladstone,MD,FAACS
Frank A. Nesi,MD,FAACS
Evan H. Black,MD,FAACS
(杨启晨　邵　毅　译)

目　录

第1章 眼睑的手术解剖

J. Javier Servat, Eric B. Baylin

正确诊断和处理眼睑疾病，包括功能性和美容性，取决于对关键眼睑结构的位置及其解剖关系的透彻理解。

本章试图探讨眼睑解剖学的复杂性，并在手术设计、手术过程和手术患者护理的背景下扩展和重新定义我们的解剖学知识。

一、眉毛

作为眼睑支撑的重要来源和面部表情的主要决定因素，眉毛应该包含在眼睑功能障碍的任何评估中。眉毛的位置强烈影响着眼睑的位置和结构，许多睑下垂和明显皮肤病的患者实际上是眉毛下垂的结果。同样，额肌收缩可以掩盖明显的睑下垂。在这些情况下，仅解决眼睑问题可能导致不充分或不理想的手术结果。

眉毛的理想轮廓是有高度争议的，并根据年龄和性别而变化[1]。尽管眉毛的外侧端可略高，但是，眉毛的内侧和外侧端通常处于相同的垂直高度，顶点应位于外侧缘和外眦部之间的区域上方[2]。男性的眉毛通常比女性的眉毛更低、更平[3]。

眉毛轮廓的位置受 5 个主要肌肉，即额肌、眼轮匝肌、皱眉肌、降眉肌、降眉间肌的影响。额肌的收缩使眉毛抬高，而眼轮匝肌的收缩使它们降低。皱眉肌将内侧眉毛压向中线并在眉间形成垂直皱纹。降眉肌压下眉间，并在鼻背上形成水平皱纹。降眉间肌也在内侧压下眉毛，有助于形成垂直眉间皱纹。

眉毛下方是眉毛脂肪垫，支撑眉毛上方的眶上脊（眉弓）。密集、纤细的附件将眉毛固定在眶上脊。因为脊部仅位于眉毛 1/3～1/2 的内侧，所以外侧眉毛缺乏相同程度的底层支撑。这被提出作为一个事实的解释：随着年龄的增长，外侧眉毛经常比内侧眉毛更下垂[4]。

二、眼睑形态学

眼睑的形态受年龄、种族和周围面部解剖学的影响。在大多数人中，外眦比内眦高 2mm，亚洲人后裔略高。成年人眼睑间距为 28～30mm，中心最大垂直范围为 9～12mm。上眼睑边缘位于上缘下方 1～2mm 处。下眼睑边缘位于下缘。眦韧带的松弛不仅导致眼睑与眼球的不良并置，而且还改变了睑间隙的轮廓。上眼睑轻微弯曲，最高点指向瞳孔的中心[5,6]。

上眼睑褶皱是一个重要的手术标志，因为它通常是手术的切口部位。折痕是由提肌腱膜的上部插入形成的[7]，如果这些附着物受到干扰，通常应该重新形成[8]。它平行于眼睑边缘，女性位于眼睑边缘上方 8～11mm，男性位于上方 7～8mm[6]。在欧洲血统的人中，隔膜-提肌插入发生在睑板上缘以上 2～5mm[9]。在亚洲人中，眼眶隔膜在提肌腱膜上插入低位[9]，位于上睑板边缘[10]以下，产生低或不明确的褶皱[11]。这是在亚洲人眼睑上操作时要记住的重点。

下眼睑褶皱不太明显，在下眼睑边缘下方 4～5mm 处开始，横向进行时向下倾斜。它是由从睑板筋膜向前延伸到皮下组织的纤维形成的[12]。

三、眼睑皮肤和边缘

眼睑皮肤是人体最薄的皮肤，主要是由于它的真皮层减弱。眼睑切口可迅速愈合。皮肤薄也有助于将瘢痕保持在最低限度。当它在眼眶边缘上方穿过时，眼睑皮肤突然变厚。

睑缘的表面包含许多重要的解剖学标志用于眼睑手术（图1-1和图1-2）。上眼睑边缘约

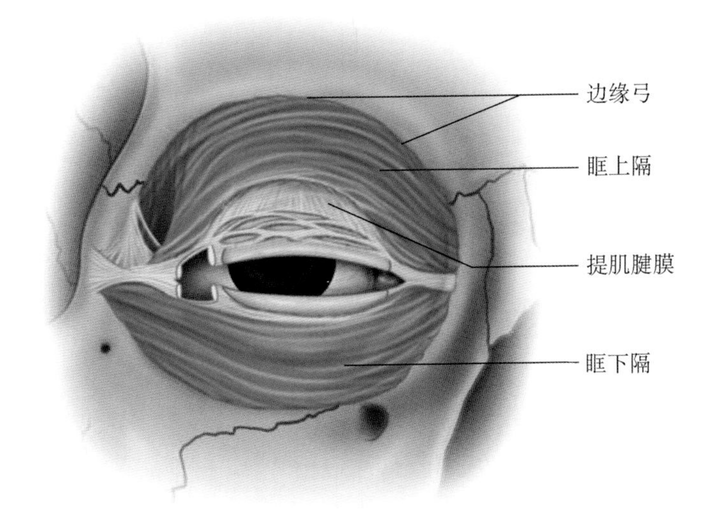

图 1-1 眶隔及其毗邻结构的关系

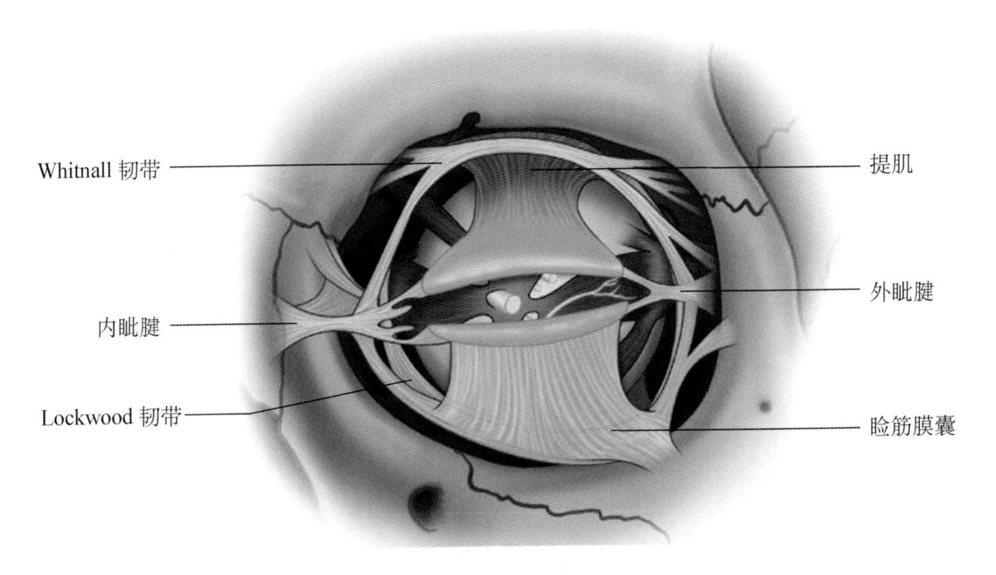

图 1-2 眦肌腱插入和 Whitnall 韧带

有100根睫毛,下眼睑约有50根。每个睫毛毛囊中都有几个皮脂腺腺体,而Moll汗腺则位于皮脂腺腺体。睫毛后面是比较容易观察到的睑板腺,在睫毛和睑板腺之间有一条微弱的灰线,在年轻人中较为明显。这代表了Riolan肌的边缘。灰线作为一个重要的手术标志,将眼睑垂直分为前板层-皮肤和眼轮匝肌-后板层:睑板、睑缩肌和结膜[13]。

四、眼睑结缔组织

(一)眶隔

眼眶隔膜是眼睑和眼眶之间的边界(图1-1)。它通常在眼睑手术中遇到,并且很容易通过在其上牵拉以确定其与眼眶边缘的强烈附着来识别。眼眶隔膜是一多层的致密结缔组织,排列在眼眶上,并通过眶缘骨膜的融合而终止。这种终止形成了弓状缘[9]。在横向上,隔膜向前插入外侧韧带,并向后插入侧眶缘上的Whitnall结节上。在中间,隔膜分裂并插入泪腺后部和前部。从眼眶隔膜发出多个纤维状附着物,将其固定在眼轮匝肌前方[14]。眶前脂肪位于眶中隔后方。在下眼睑,眼眶隔膜与睑板下缘下方5mm处的睑板筋膜融合[12]。

眶隔的强度因人而异,也随年龄而变化。年龄经常导致隔膜衰减,导致眼眶脂肪前脱垂[6]。

眶隔可作为感染的屏障。眼睑感染仍位于隔膜前面,因此被阻止进入眼眶,称为隔膜前蜂窝织炎。当感染穿过眶隔并侵犯隔膜时,可导致眼眶蜂窝织炎,造成视力下降,在某些情况下甚至会危及生命。

(二)睑板

睑板起支撑眼睑的作用。它们由致密的纤维结缔组织组成。上部睑板垂直长度为10～12mm,而下部则为3～5mm[15]。与睑缘相邻的睑板边界是垂直的,而相对的边缘具有曲率。睑板的后缘牢固地附着在睑结膜上,眼睑结膜延伸至眼睑边缘。

在睑板内有分支、腺泡、皮脂腺,并有长的中央导管。它们被称为睑板腺,在睑缘处开口,刚好在灰线的后面,分泌泪膜的脂质层。上眼睑约有25个,下眼睑约有20个[9]。这些腺体的炎症,称为睑板腺炎,长此以往可能导致双行睫[16]。对于双行睫,电疗是常见的治疗方法,它可能会引起睑板的局灶性坏死,导致眼睑边缘出现缺口[6]。同样,对于双行睫进行过度冷冻治疗可能导致超出计划范围面积的睫毛丢失和瘢痕形成。

(三)眦韧带

从睑板的内侧和外侧边界发出并将它们固定到眼眶边缘的是眦韧带。它们分别由上脚和下脚融合形成,是上睑板和下睑板边缘的加厚延伸部分。这些不仅支持睑板,也支持眼轮匝肌。内眦韧带分为3个臂,即前臂、后臂和上臂。前臂连接到上颌骨,位于泪囊前方。后臂连接到后泪腺[17,18]。上臂插入额骨的眶突[19]。外韧带在颧骨上的Whitnall结节的外侧眶缘内插入1.5mm(图1-1和图1-2)[20]。在下睑紧缩手术中,通常涉及手术操作下睑板和外韧带的侧面,必须保留外眦韧带。眦韧带松弛可以引起睑外翻以及水平睑裂的明显缩短[21]。

(四)Whitnall韧带和提肌腱膜

上睑的一个重要支撑是Whitnall韧带(图1-2)。它的作用一直受到争论[14];它可以作为提肌的支点式检查韧带,也可以作为摆动吊带,为上睑提供垂直支撑[20,22]。尽管存在这种争论，但据了解，Whitnall 韧带悬挂了泪腺、上斜肌韧带、提肌（主要支撑来自眼球的提肌）和 Tenon 囊。Whitnall 韧带是一种横向纤维的汇集，内侧插入滑车前额骨上的眶上眶缘内侧并靠近额颧缝的眶外侧缘的内侧，与泪腺囊的纤维融合。它在提肌和纤维提肌腱膜的交界处围绕提肌复合体[23]。提肌腱膜在 Whitnall 韧带下方延伸 14～20mm（图 1-3），插入上睑板前面的下 1/3 处。提肌腱膜的开裂是大多数退化性上睑下垂的原因，当在上睑下垂修复过程中遇到这种情况时，可以将其鉴定为一条珠状白色组织带，其在患者尝试向上凝视时可缩回（图 1-3）。

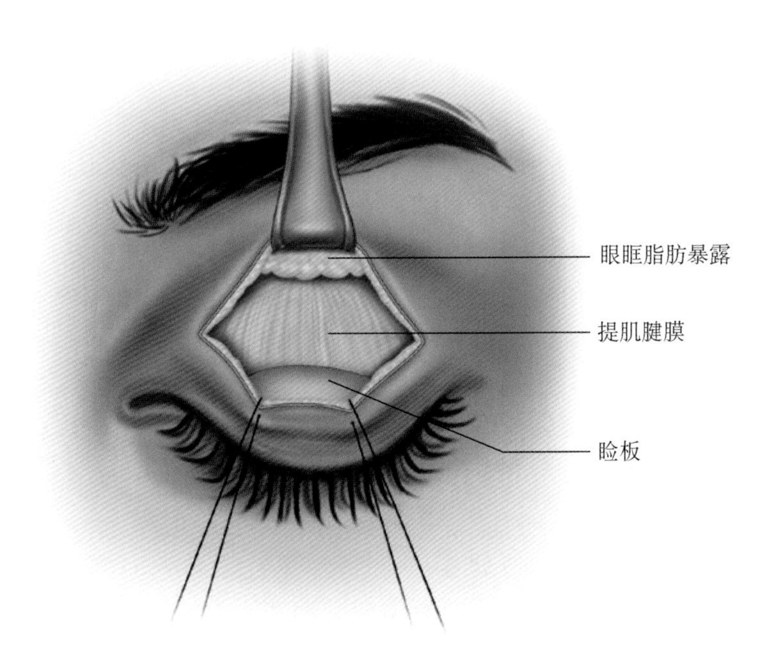

图 1-3　提肌腱膜及其与眶脂肪的关系

五、眼睑肌肉组织

（一）眼轮匝肌、Riolan 肌和 Horner 肌

眼轮匝肌环绕前眼眶分为 3 个部分：睑板前眼轮匝肌、眶隔前眼轮匝肌和眼眶眼轮匝肌[24]。睑板前眼轮匝肌起源于内眦韧带的前臂和后臂。它牢牢地附着在睑板的前面和提肌腱膜上。在中间，睑板前眼轮匝肌分为围绕泪小管的浅层头部和深层头部，其插入后泪后嵴和泪筋膜上。这些插入允许睑板前眼轮匝肌在泪道泵机制中发挥重要作用。眶隔前眼轮匝肌起源于内眦韧带的上、下边缘，并且在颧骨的眶缘外侧插入。它覆盖在眶隔和眼眶边缘，并通过纤维脂肪层（即眼轮匝肌筋膜）与隔膜隔开[6]。该层是前眼睑紧缩手术中的重要解剖平面。眼眶眼轮匝肌起源于上颌骨和额骨以及内眦韧带；它覆盖了眼眶边缘，并与眶隔前眼轮匝肌相同的位置插入。眼轮匝肌后两部分可强迫眼睑闭合（图 1-4）。

眼轮匝肌的两个重要组成部分是 Riolan 肌和 Horner 肌。Riolan 肌是眼轮匝肌的一小部分，通过睫毛毛囊与眶隔前眼轮匝肌分开。它对应于在眼睑边缘所见的灰线[13]。睑板前眼轮

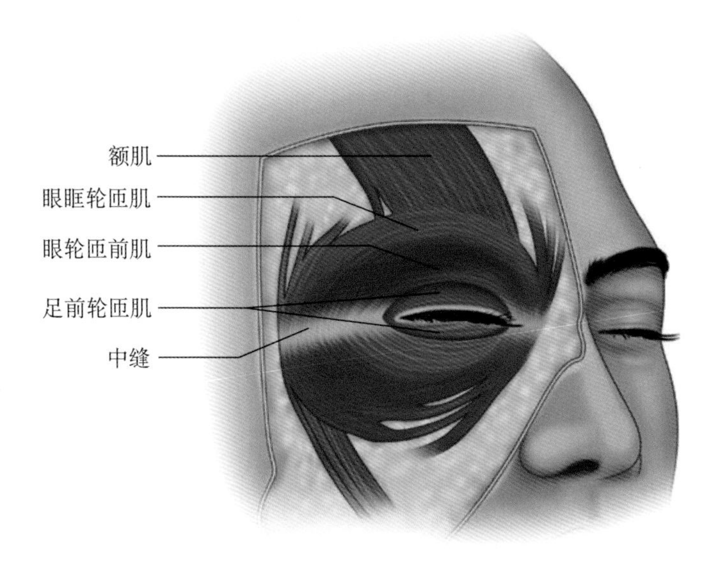

图 1-4 睑板前眼轮匝肌、眶隔前眼轮匝肌和眼眶眼轮匝肌

匝肌的深层头部被称为 Horner 肌。这种肌肉的收缩在内侧和后侧拉动眼睑。通过这样做，Horner 肌压迫泪小管和泪壶腹，将眼泪推向泪囊[25]。这种机制称为泪道泵[26]，可由于眼睑的弱化或松弛而受到损害，从而导致溢泪[27]。

(二)上睑提肌

上眼睑的主要运动肌是上睑提肌(图 1-5)。它起源于眶上裂的总腱环(Zinn 环)，沿着上直肌的上方通过上眼眶向前延伸。当它接近上睑时，提肌被 Whitnall 韧带包围[23]。此时，提肌肌肉转变为纤维性提肌腱膜，其向下又延伸 14～20mm，附着于睑板前表面的下 1/3。同样

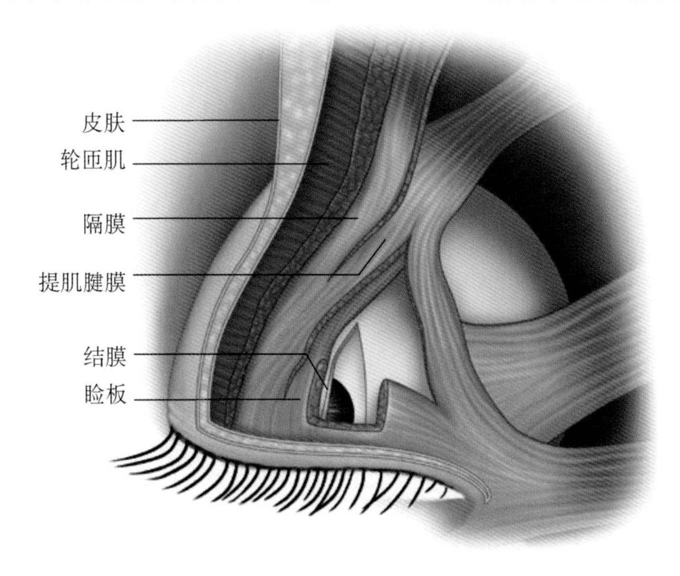

图 1-5 提肌及其与周围结构的关系

在 Whitnall 韧带水平，提肌发出外侧角和内侧角。外侧角附着在颧骨上，内侧角与内眦韧带的后臂融合并插入后泪后嵴。外侧角和内侧角有助于确保上睑保持曲度，使其在打开时与眼球相连[5]。提肌腱膜将纤维向前穿过隔膜和眼轮匝肌到达皮肤；这些插入物形成上睑褶皱（图 1-5）[7]。

老化影响着提肌和腱膜。与睑板相关的年龄相关性腱膜断裂或裂开是退行性上睑下垂的常见原因[28,29]。此外，肌腹可能会渗入脂肪和结缔组织[6]。

（三）Müller 肌

Müller 肌由平滑肌纤维组成，在上睑提肌腱膜之下，并通过疏松的结缔组织附着其上，由交感神经支配。它起源于上睑提肌的下表面，向下延伸约 15mm 的深度并插入上睑板的上缘（图 1-6）。Müller 肌的横向延伸将泪腺分成两叶[30]。人们普遍认为，Müller 肌是上睑提起的第二传递器，可见于交感神经去神经综合征（如 Horner 综合征）或正常疲劳相关的交感神经张力下降中的 2～3mm 下垂。有学者认为 Müller 肌可能是正常提肌到睑板的主要传递因子[31]。

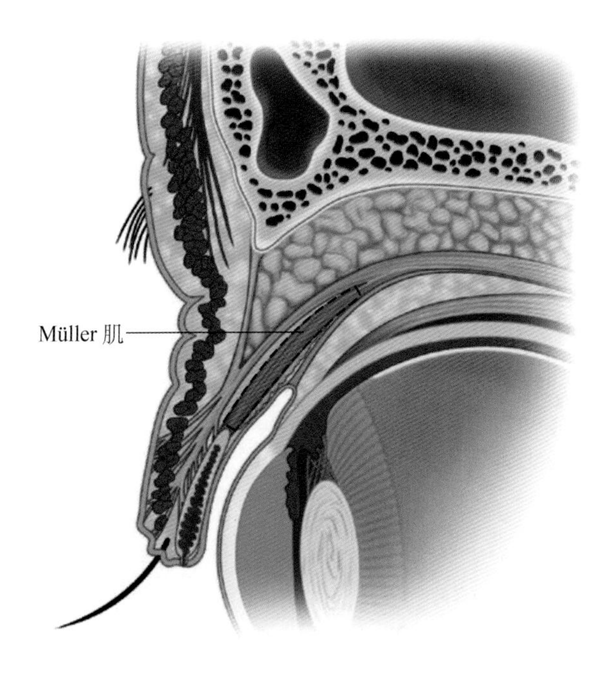

图 1-6　Müller 肌的矢状面

（四）下睑缩肌

下睑缩肌是下直肌在睑缘的延伸，与上睑提肌和上直肌相比，其界限更加模糊（图 1-7）。通过这些下睑运动肌肉，下直肌控制向下凝视时下睑的下垂程度[6]。下直肌的纤维状延伸，将下直肌的睑板筋膜头部包裹在下斜肌周围，此时睑板筋膜头部分裂成上、下部分。下部分即睑板筋膜，然后重新加入上部分，即下睑肌[12]，与 Müller 肌一样，由平滑肌纤维组成。在手术切除时，这两层通常不能被轻易区分。

下睑牵开器有 3 个插入处。在后面，牵开器插入 Tenon 囊。在中央，下睑肌纤维终止于

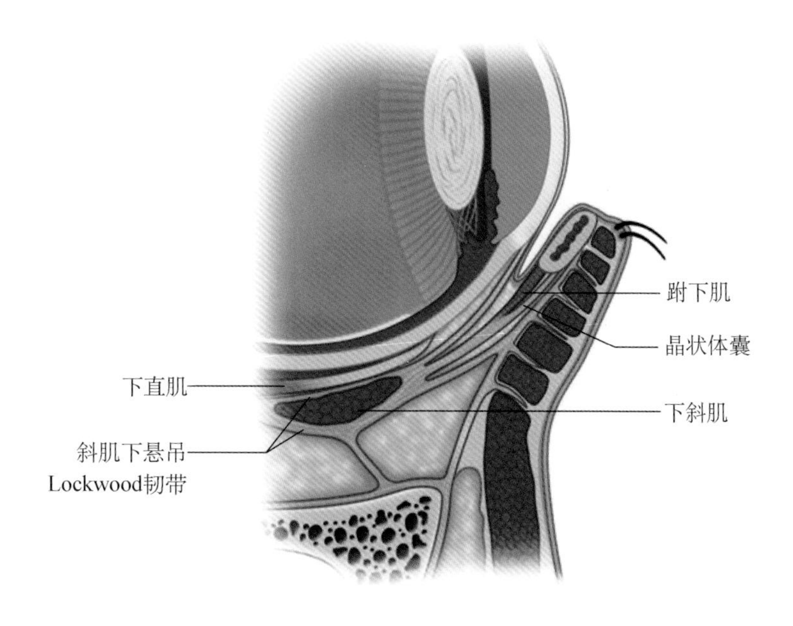

图 1-7 睑板筋膜的矢状面及其与下睑牵开器的关系

睑板下方几毫米[12]，并且纤维延续附着于睑板的下缘。在前面，睑板筋膜与睑板下方 4mm 的眶隔融合。纤维继续穿过隔膜并附着在皮下组织上，形成下睑皱褶[5]。

六、眼睑脂肪垫

眼睑脂肪垫在眼睑的外观和轮廓中起重要作用(图 1-8)。在年轻者脸上，眼睑脂肪赋予上眼睑和下眼睑丰满和光滑。随着年龄的增长，眼睑脂肪的萎缩会导致眼睑向后下沉，导致退行性眼球内陷，眼睑皱褶远离眼睑边缘而移位[21]。此外，眶隔减弱可使眼睑脂肪前脱垂，导致水肿外观，称为脂肪型眼皮(眼袋或肿泡眼)[3,5]。

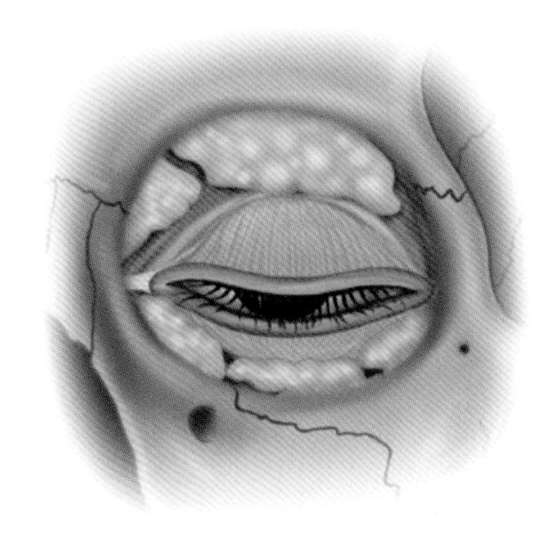

图 1-8 图片显示了上睑的两个脂肪垫，这两个脂肪垫位于眶隔后面并且紧接在提肌和腱膜之前。下眼睑含有 3 个脂肪垫

上睑包含两个脂肪垫，位于眶隔后方，紧靠提肌和腱膜前方。这种解剖关系对于希望将提肌腱膜修复与眼睑成形术和(或)脂肪垫切除术相结合的眼睑外科医师来说是重要的。上睑的这个区域被分成 3 个纤维隔室。内侧隔室和中侧隔室包含两个脂肪垫，而外侧隔室包含泪腺[32]。必须注意不要将泪腺与上睑脂肪垫混淆。泪腺位于两个上眼脂肪垫外侧，与闪烁的黄色、松散的脂肪相反，它看起来呈灰色且坚硬。

下睑包含 3 个脂肪垫，它们被包围在 3 个纤维隔室中：内侧隔室、中央隔室和外侧隔室。下斜肌在下睑的内侧隔室和中央隔室之间，并且必须注意不要在下睑脂肪切除中损伤它。下睑脂肪垫与后眼眶脂肪邻接，上睑内侧脂肪垫也是如此。因此，术中必须注意不要对下部脂肪垫造成过度牵拉，以免导致术中或术后眼眶出血。

七、眼睑血管

(一)动脉

眼睑血管高度发达，了解血管解剖学知识对于避免眼睑手术中的并发症至关重要。眼睑血液供应来自颈外动脉和颈内动脉(图 1-9)。颈外动脉发出面动脉、颞浅动脉和眶下动脉。当它横过面部沿鼻唇沟斜行时，面动脉就变成了内眦动脉，其直接位于眼轮匝肌下方并且在内眦处供给眼睑的血管弓。颈内动脉发出眼动脉，其依次终止于泪道动脉、额动脉、眶上动脉和上耳蜗动脉及鼻动脉。一些个体中可能存在发育不良的下周血管弓[5,6]。

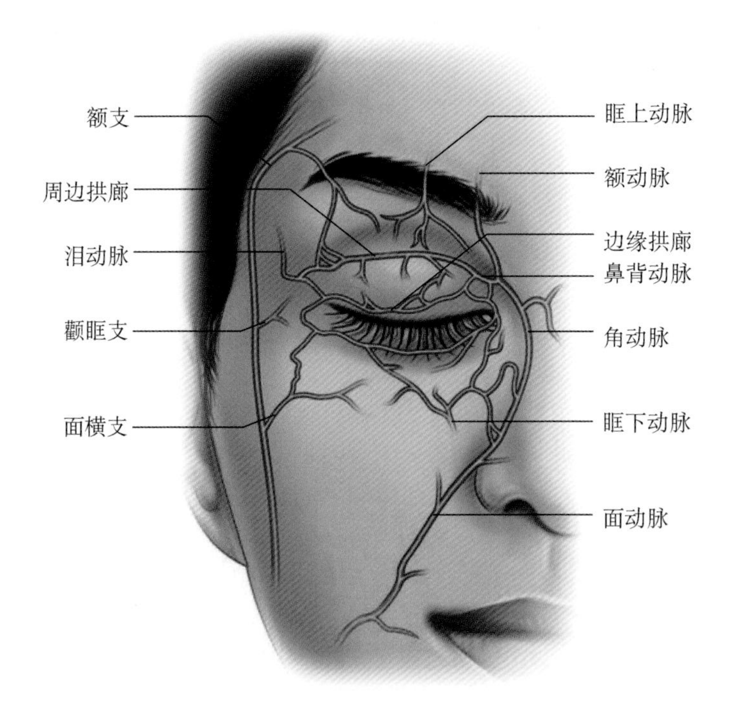

图 1-9 眼睑动脉供血情况

缘弓位于眼睑前方，在上睑和下睑距离眼睑边缘 2～4mm 的地方。同样在上眼睑，上部外周血管弓位于 Müller 肌的前方，在睑板之上。这个血管弓不仅服务于上睑的上部，还供应上结膜穹隆，并与角膜缘附近的前睫状血管相通。在 Müller 肌的平面上解剖会导致这个血管弓出血[6]。

(二)静脉

面静脉是眼睑的主要静脉引流源。面静脉主要负责面部浅表和侧面的血液回流，在眼内眦处自内眦静脉，伴面动脉下行，并通过眶上静脉与眼上静脉吻合。

(三)淋巴管

眼睑和结膜的内侧淋巴引流遵循面部静脉的路线到颌下淋巴结。眼睑和结膜的外侧引流进入耳前淋巴结。

八、眼睑神经支配

(一)感觉神经支配

上睑的感觉神经支配由三叉神经(脑神经 V1)的眼支负责，其具有 3 个分支：泪腺支、额支和鼻睫支，所有这些分支都通过眶上裂进入眼眶(图 1-10)。泪腺神经供应泪腺结膜和上眼睑外侧，并发出与颧颞神经吻合的分支。额神经在眶周和提肌之间前方，分为眶上神经和滑车上神经。滑车上神经支配上眼睑内侧和前额，而眶上神经的两个分支支配前额剩余部分。浅部分支通过额肌的前部以支配前额皮肤，深部的分支横向前部穿过颅骨并支配额顶头皮[33]。鼻睫支产生筛前神经和筛后神经，2～3 根长的睫状神经到达眼球，一根感觉根到达睫状神经节，一根感觉根到达滑车下神经[6]。

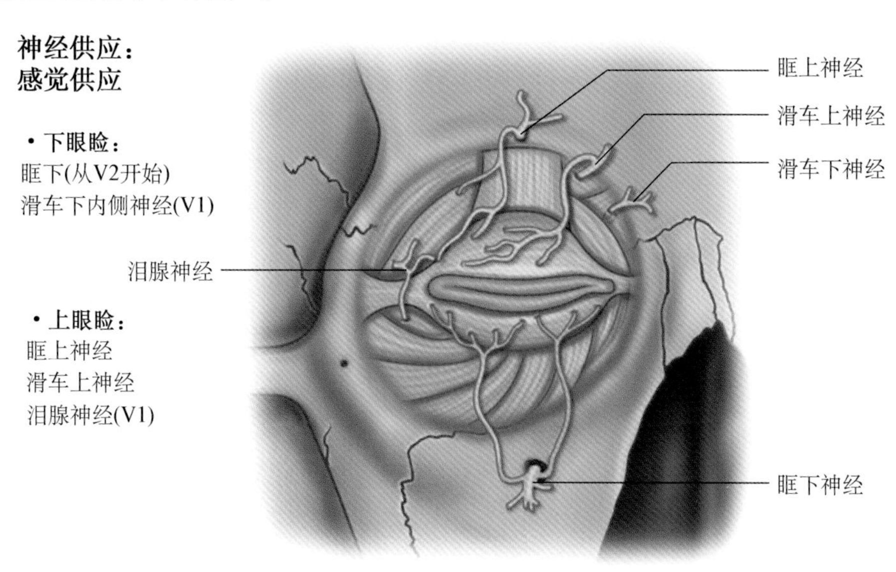

图 1-10 三叉神经(脑神经 V1)和三叉神经上颌支(脑神经 V2)的眼科分支

下睑的感觉神经支配由三叉神经（脑神经 V2）的上颌分支提供。来自 V3 的颧支分为颧面神经和颧颞神经。颧面神经沿着眶下外侧行进，穿过颧面孔，并供给脸颊的皮肤。颧颞神经离开眼眶进入颞窝，支配前额外侧。眶下神经是 V2 的延续，通过眶下孔离开，产生几个终末分支：下睑神经、鼻侧神经和上唇神经，分别供给下睑的皮肤和结膜、鼻部皮肤和鼻中隔以及上唇的皮肤和黏膜[6]。

（二）运动神经支配

眼睑运动神经支配是通过第Ⅲ对脑神经（动眼神经）、第Ⅶ对脑神经（面神经）和交感神经纤维实现的。

动眼神经（第Ⅲ对脑神经）在眼眶肌肉漏斗内，从其下方进入上直肌，距离眶尖 15mm。此时，它还发送终末纤维，其绕过或穿过上直肌的内侧面以支配提肌。

面神经（第Ⅶ对脑神经）支配眼轮匝肌、额肌、降眉间肌和皱眉肌，并支持眼睑伸展。起源于脑桥的细胞核后，面神经通过茎突乳突孔离开面神经管。然后它通过腮腺并产生几个分支：颞神经、颧神经、颊神经、下颌神经和颈神经。颞支支配额肌，是额头和颞部外科手术解剖中最常受损伤的神经之一。颞神经、颧神经和颊部分支均支配眼轮匝肌，每个受神经支配的区域均有明显的重叠。

交感神经纤维有助于上眼睑神经支配上睑肌（Müller 肌）。交感神经纤维也支配下睑肌。

（刘祖国　刘荣强　李秋玉　译）

参考文献

[1] Westmore MG. Facial cosmetics in conjunction with surgery. Paper presented at: Aesthetic Plastic Surgical Society Meeting. Vancouver, British Columbia, Canada; 1975.

[2] Gunter JP, Antrobus SP. Aesthetic analysis of the eyebrows. Plast Reconstr Surg. 1997;99:1808-16.

[3] Bosniak SL, Zilkha MC. Cosmetic blepharoplasty and facial rejuvenation. Philadelphia: Lippincott Williams & Wilkins\Raven; 1999.

[4] Lemke BN, Stasior OG. The anatomy of eyebrow ptosis. Arch Ophthalmol. 1982;100(6):981.

[5] Tarbet KJ, Lemke BN. Clinical anatomy of the upper face. Ophthalmol Clin. 1997;37:11-28.

[6] Kikkawa DL, Lemke BN. Orbital and eyelid anatomy. In: Dortzbach RK, editor. Ophthalmic plastic surgery: prevention and management of complications. New York: Raven Press; 1994.

[7] Stasior GO, Lemke BN, Wallow IH, Dortzbach RK. Levator aponeurosis elastic fiber network. Ophthalmic Plast Reconstr Surg. 1993;9:1-10.

[8] Gavaris PT. The eyelid crease. In: Hornblass A, editor. Oculoplastic, orbital, and reconstructive surgery, vol. 1. Baltimore, MD: Williams & Wilkins; 1988. p. 505.

[9] Meyer D, Linberg JV, Wobig JL, McCormick SA. Anatomy of the orbital septum and associated eyelid connective tissues: implications for ptosis surgery. Ophthalmic Plast Reconstr Surg. 1991;7:104-13.

[10] Jeong S, Lemke BN, Dortzbach RK, Park YG, Kang KH. The Asian upper eyelid: an anatomical study with comparison to the Caucasian eyelid. Arch Ophthalmol. 1999;117:901-12.

[11] Doxanas MT, Anderson RL. Oriental eyelids: an anatomic study. Arch Ophthalmol. 1984;102:1232-5.

[12] Hawes MJ, Dortzbach RK. The microscopic anatomy of the lower eyelid retractors. Arch Ophthalmol.

1982;100(8):1313.

[13] Wulc AE, Dryden RM, Khatchaturian T. Where is the grey line? Arch Ophthalmol. 1987; 105(8):1092.

[14] Anderson RL, Dixon RS. The role of Whitnall's ligament in ptosis surgery. Arch Ophthalmol. 1979; 97:705.

[15] Wesley RE, McCord CD, Jones NA. Height of the tarsus of the lower eyelid. Am J Ophthalmol. 1980; 90:102-5.

[16] Scheie HG, Albert DM. Distichiasis and trichiasis: origin and management. Am J Ophthalmol. 1966; 61:718-20.

[17] Lemke BN, Della Roca RC. Surgery of the eyelids and orbit: an anatomical approach. East Norwalk, CT: Appleton & Lange; 1990.

[18] Dutton J. Atlas of clinical and surgical orbital anatomy. Philadelphia: WB Saunders Company; 1994.

[19] Anderson RL. The medial canthal tendon branches out. Arch Ophthalmol. 1977;95:2051-2.

[20] Whitnall SE. Anatomy of the human orbit. London: Oxford University Press; 1932.

[21] van den Bosch WA, Leenders I, Mulder P. Topographic anatomy of the eyelids, and the effects of sex and age. Br J Ophthalmol. 1999;83:347-52.

[22] Goldberg RA, Wu JC, Jesmanowicz A, Hyde JS. Eyelid anatomy revisited: dynamic high-resolution images of Whitnall's ligament and upper eyelid structures with the use of a surface coil. Arch Ophthalmol. 1992;110:1598.

[23] Codere F, Tucker NA, Renaldi B. The anatomy of Whitnall ligament. Ophthalmology. 1995;102:2011-9.

[24] Jones LT. An anatomical approach to the problems of the eyelids and lacrimal apparatus. Arch Ophthalmol. 1961;105:1092-8.

[25] Doane M. Blinking and the mechanics of the lacrimal drainage system. Ophthalmology. 1981; 88: 844-51.

[26] Jones LT. Epiphora: its causes and new surgical procedures for its course. Am J Ophthalmol. 1954;38: 824-31.

[27] Hill JC. Treatment of epiphora owing to flaccid eyelids. Arch Ophthalmol. 1979;97:323-4.

[28] Dortzbach RK, Sutula FC. Involutional blepharoptosis: a histopathological study. Arch Ophthalmol. 1980;98:2045-9.

[29] Jones LT, Quickert MH, Wobig JL. The cure of ptosis by aponeurotic repair. Arch Ophthalmol. 1975; 93:629-34.

[30] Morton AD, Elner VM, Lemke BN, White VA. Lateral extensions of the Müller muscle. Arch Ophthalmol. 1996;100:1486-8.

[31] Bang YR, Park SH, Kim JH, Cho JR, Lee CJ, Roh TS. The role of Müller's muscle reconsidered. Plast Reconstr Surg. 1998;101:1200-4.

[32] Sires BS, Lemke BN, Dortzbach RK, Gonnering RS. Characterization of human orbital fat and connective tissue. Ophthalmic Plast Reconstr Surg. 1998;14:403-14.

[33] Knize DM. A study of the supraorbital nerve. Plast Reconstr Surg. 1995;96:564-9.

第2章 睑内翻

Geoffrey J. Gladstone

睑内翻或眼睑边缘向内翻转，是普通眼科医师和眼整形外科医师常见的眼睑错位，是由睫毛和角质化的睑缘皮肤接触角膜引起的严重的角膜刺激。有 4 种主要类型的内翻：先天性睑内翻、急性痉挛性睑内翻、老年期睑内翻和瘢痕性睑内翻。确定睑内翻的病理类型对于手术计划制订和实现手术成功是很重要的。

一、检查

任何类型的睑内翻患者都会有角膜刺激症状。常见的是异物感、眼红和流泪。睑内翻及其症状可能是间歇性的。仔细检查眼睑、睫毛、结膜和角膜时应排除可能加重或导致痉挛性睑内翻的外部疾病。

眼睑检查首先应像睑外翻检查一样进行，在这种检查中，测量睑板、下睑松弛度并评估内翻程度。此外，下眼睑的下移显示了下睑牵开器无力的证据。下眼睑下垂的正常偏移范围约为 4mm。对下睑袋的深度进行评估和检查，以发现是否有瘢痕或睑球粘连的形成。如果内翻睑有一个瘢痕成分，检查时可明显发现后片层缩短。重要的是记录睑球粘连的存在与否，并在手术前对眼瘢痕性类天疱疮进行诊断和治疗。在睑板退化过程中同时可见一个很深的眼袋，或在下睑板边缘以下几毫米的位置可见一条白线（下睑板牵开器）。

二、先天性睑内翻

（一）病因

真正的先天性睑内翻是一种罕见的病症，在这种情况下，整个睑缘边缘都翻转。这被认为是由于眼轮匝肌过度发育和睑板发育不全导致，更为常见的是由内眦赘皮所致。这种情况是由下眼睑皮肤的褶皱将睫毛推到眼球上。内眦赘皮在亚洲儿童中最为常见，并且通常随着面骨的发育而消退。

（二）手术治疗

先天性睑内翻可通过囊睑筋膜再附着修复。这一过程在老年性睑内翻部分中描述，并且在儿童中没有伴随的水平方向的眼睑紧缩。

如果有角膜病变的证据或有症状的话，睑板修复很必要。这可以在有或无皮肤移除的情况下完成。水平切口在睫毛线下方 1.5mm 处，穿过下眼睑。切口应至少向内和向外延伸 2mm。去除少量皮肤。少量的睑板前眼轮匝肌也被切除，以暴露下睑板边缘。然后通过将上表皮边缘近似到下睑板边缘来闭合伤口，再用 6-0 缝合线间断缝合到下皮肤边缘(图 2-1，视频 2-1)。这迫使切口位于下睫毛下方 1.5mm，并向内到距睫毛下方 4mm 的下睑板边缘。这种操作使得睫毛向外旋转。

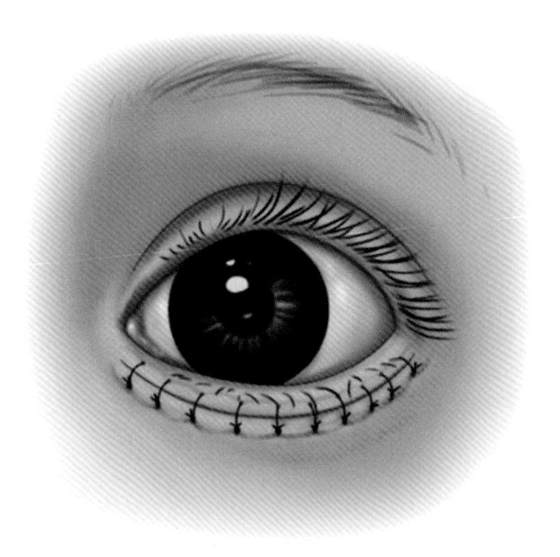

图 2-1 睑板修复术中正确的缝合位置

三、急性痉挛性睑内翻

病因

痉挛性睑内翻通常发生在眼科手术、损伤或炎症时，被认为是水肿和眼睑痉挛的直接结果。该过程可以改善或解决潜在的刺激，但它也可能导致一个恶性循环，其中痉挛性睑内翻会造成更多的刺激和更多的眼轮匝肌痉挛。注射肉毒杆菌毒素常常可有效地麻痹眼轮匝肌和破坏上述循环。肉毒杆菌毒素的作用仅持续约 3 个月，但当效果减弱时，睑内翻也可能不会复发。作者发现在通常情况下痉挛性睑内翻有一个潜在的老年性退化成分，这些患者将在以后发展成老年性睑内翻。

四、老年性睑内翻

(一)病因

最常见的睑内翻类型是老年性睑内翻。这种疾病的病理生理包括几种不同的机制。内侧和外侧眦腱松弛，随着年龄的增长眼睑软骨变薄，导致下眼睑水平方向支撑丧失。虽然在老年性睑外翻也发生类似的过程，但老年人眶脂肪减少，眼睑后面缺少足够的支撑才导致睑内翻。其他导致睑内翻的因素包括眶隔前眼轮匝肌有覆盖睑板前眼轮匝肌的倾向。继发于脂肪萎缩的眼球内陷也可能导致睑内翻。

(二)手术治疗

睑囊筋膜复位　修复睑内翻的方法是基于睑内翻的类型和严重程度，以及患者手术耐受的能力。在解释手术操作原因的方案中治疗老年性睑内翻是安全可靠的。局部麻醉后，在距泪点下方至外侧眦角的睫毛线下方 2mm 制作睫状肌切口。在眼睑软骨下方解剖出一个小皮瓣，将一条眼轮匝肌从眼睑软骨剥离。眼眶间隔被固定和切开，暴露睑囊筋膜的薄白色边缘。它位于下方的眶脂肪垫，因为它类似于下睑提肌（图 2-2）。用 4-0 真丝缝线标记筋膜是有用的。然后进行外侧睑板剥离手术，以解决下睑松弛问题（见第 3 章　睑外翻），并在眼睑上有适当的张力时将带状物缝合到眼眶外侧缘（图 2-3）。用 3 个 6-0 真丝缝线将眼睑筋膜（CPF）重新连接到下睑板边缘（图 2-4，视频 2-2）。眼睑不应过度矫正，CPF 推进量可以通过患者向下看来确定。正常眼睑应该有一个 3～4mm 的偏移。用 6-0 缝合线间断缝合皮肤，在 3 个中心缝合线中加入少量的 CPF 边缘，以形成屏障防止眼轮匝肌的覆盖。用 6-0 缝合线重建外眦角。

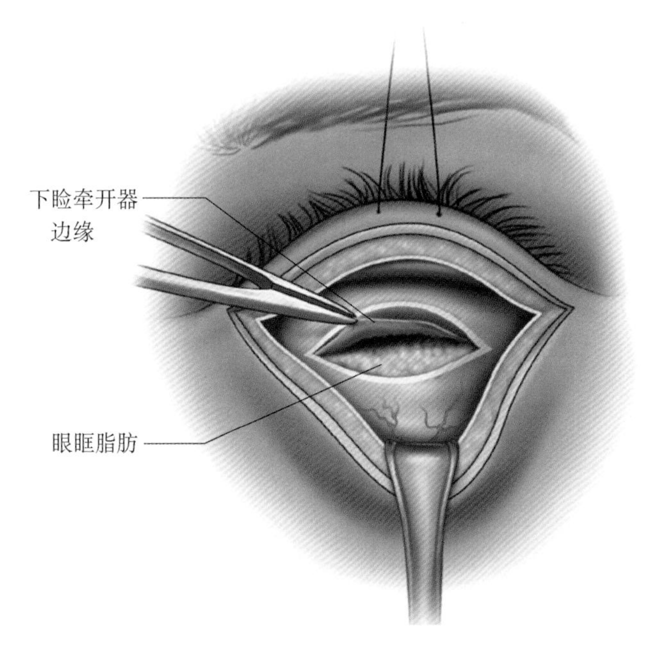

图 2-2　制作一个睫状切口，暴露睑板和下睑牵开器

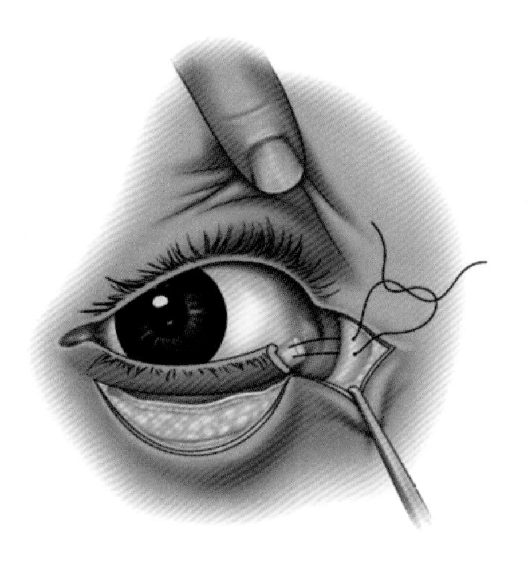

图 2-3　睑板外侧带用于收紧眼睑

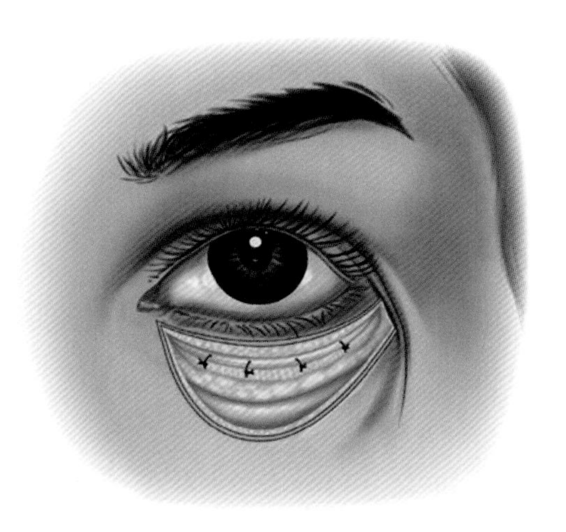

图 2-4　睑囊筋膜重新附着于下睑缘

五、瘢痕性睑内翻

(一)病因

瘢痕性睑内翻是由于眼睑后板与前板的水平缩短差距离不同所致。慢性炎症如睑板腺炎或睑结膜炎在无明显的睑内翻时可导致睑缘边缘角化、倒睫或睫状体脱垂并伴有严重症状。创伤,特别是化学烧伤,可导致严重的瘢痕和睑内翻。长期使用药物如匹罗卡品可导致结膜挛缩,进而导致睑内翻。沙眼是引起睑内翻的一个常见原因,但在北美洲却很少见。其他原因包括眼瘢痕性类天疱疮、重症病毒性结膜炎和多形性红斑(Stevens Johnson 综合征)。

(二)手术治疗:Wies 式手术

如果睑内翻是起源于瘢痕,横断眼睑和旋转边缘(Wies 式手术)对上睑或下睑的修复是有效的。对眼睑进行局部麻醉,通过眼睑皮肤和眼轮匝肌制作 4mm 的水平切口。需要注意的是,应避开距睑缘 2～4mm 的边际拱廊(图 2-5)。然后翻转睑板,通过结膜和睑板软骨制作第 2 个相应的切口。用 Westcott 剪或睫切断剪在睑板内侧和外侧延伸全层眼睑切开术。将 3 个双臂 6-0 缝线以床垫的方式通过睑板软骨内部,并在睑板的表面上穿过睫毛线附近的皮肤(图 2-6 和图 2-7)。这些缝线越靠近睫毛,就越能实现旋转。将缝合线绑在棉花或橡胶垫上,以防止“奶酪布线”(图 2-8)。用 6-0 缝合线间断或连续缝合切口。应在 10～14 天取出真丝缝线和垫片。

如果瘢痕性睑内翻严重或前述手术失败,后片层增补则十分必要。在结膜/下睑牵开器复合体和下睑板的下睑缘之间放置移植物,可用的各种移植材料包括耳软骨、硬腭、鼻中隔、黏膜移植物和睑板软骨替代物。在解除瘢痕形成并产生后板层缺损时,用可吸收缝线将移植材料缝合到适当位置,并且被允许用牵引缝线将其放置在条带上愈合。后板层移植的缺点是睑板不能向下缩回(视频 2-3)。

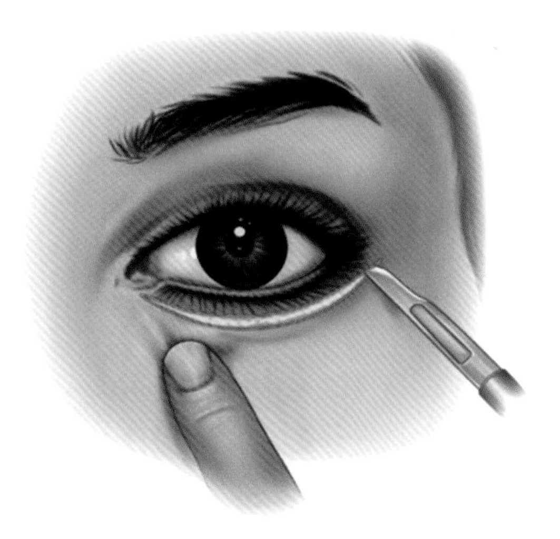

图 2-5 在睑缘下 4mm 处做皮肤切口

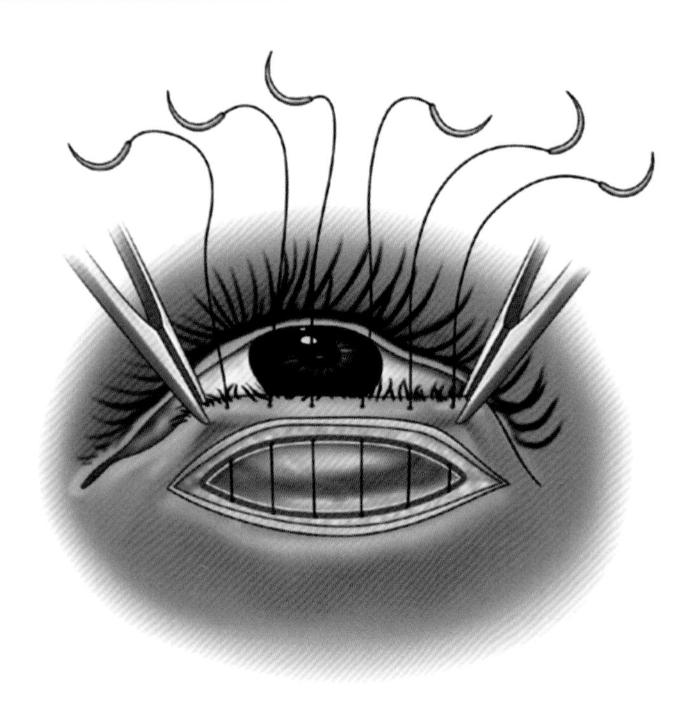

图 2-6 眼睑全层切开缝合术并放置缝合线

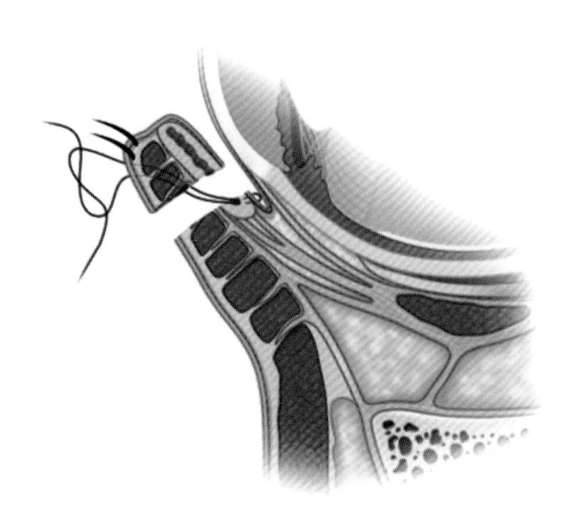

图 2-7 眼睑全层切开缝合术

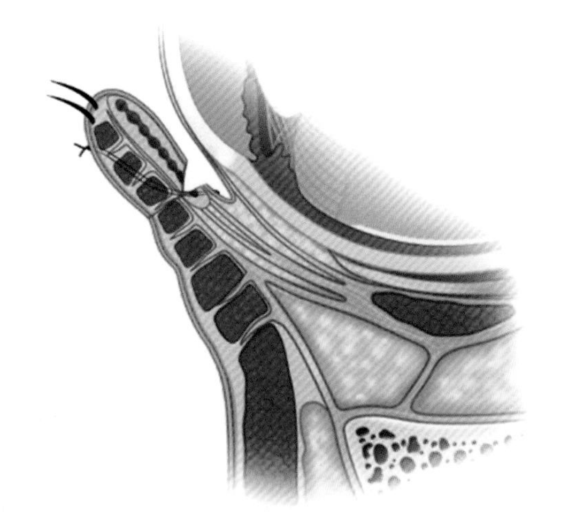

图 2-8 将缝合线拉紧时，可见眼睑外翻

（邵 毅 刘文凤 叶 蕾 译）

第3章 睑外翻

Geoffrey J. Gladstone, Frank A. Nesi, Francesca Nesi-Eloff, Francisco Castillo

睑外翻，或者说睑缘向外翻转，是常见的眼睑错位类型。下眼睑外翻可能是由几种完全不同的病理过程引起的。睑外翻的主要类型有老年性睑外翻、瘢痕性睑外翻、麻痹性睑外翻和机械性睑外翻。不同的类型有不同的治疗方案，并分别进行讨论。

一、老年性睑外翻

（一）病因

患者随着年龄的增长，下眼睑由于肌肉和韧带结合部位的萎缩及重力因素而变得松弛。内眦韧带和外眦韧带的伸展，以及眼轮匝肌的功能减弱。这会造成作用在睑板上的力不平衡，使睑缘失去贴近眼球轮廓的能力。暴露的结膜和角膜可能会受到刺激和发生痉挛。肌张力的丧失和眼睑的错位可能导致溢泪。整个过程是渐进性的，揉搓眼睛可能会加快疾病的进展。如果外翻长期存在或者患者有过度日晒史，则可能存在由于眼睑前部睑板缩短而形成的瘢痕成分。

（二）评估

必须评估个体解剖关系的改变，以设计成功的外翻治疗方案。大多数数据可以通过3“P”实验来获得：pinching（捏）、pulling（拉）和pushing（推）。轻轻捏住下眼睑皮肤，眼睑直接从眼球分离。眼睑与眼球的距离以“mm”为单位测量，并记录为“下眼睑松弛度”。≤6mm被认为是正常的。用快速回复（snap-back）试验测定下眼睑的回缩情况。向外拉眼睑，并要求患者不要眨眼。眼睑通常会在几秒内重新回到眼球表面。如果它在10s内无法快速回复，则认为试验失败。然后向内、外两侧拉动眼睑，以评估眦韧带的松弛度。随着外眦韧带的伸展，如果韧带是松弛的，在水平方向上眼睑的宽度将减小。随着内眦韧带的牵拉，当出现明显松弛时，将会出现穿过鼻缘的泪点移位。这种程度的松弛通常要求行内眦韧带折叠术。（下）眼睑边缘应该容易被向上推动，以便眼睛处于第一注视位时能与上眼睑接触。同时还应测量下睑缘角膜映光距离（MRD_2）和下巩膜显像。

（三）手术治疗

1. 外眦韧带折叠术　老年性睑外翻的手术治疗取决于功能障碍的严重程度，以及内眦韧带是否松弛。对于没有明显的内眦韧带松弛的轻度老年性睑外翻，外眦韧带的折叠是有效的。这是一种微创手术，可以避免破坏眦角。在给予局部麻醉药后，切口始于外侧眦角的外侧，并向外延伸15mm（图3-1，视频3-1）。从外眦韧带外侧2mm处开始，通过手术剪或烧灼的方法对外侧眶缘的骨膜进行更深层次的解剖而使其暴露。辨别外眦韧带总脚，并以床垫针的方式穿过一 5-0 双针聚丙烯缝线。然后将缝合线的每根针穿过眶缘内侧的骨膜。缝合线被拉紧到适度的张力，外科医师应用轻柔的拉力测试眼睑的紧密性。理想的拉开距离是 2～4mm，因为这会随着时间的推移而松动。为了确保永久性缝合线的覆盖，可以用倒置中断的 6-0 Vicryl 缝合线闭合肌肉。皮肤用 6-0 缝合线平口缝合。

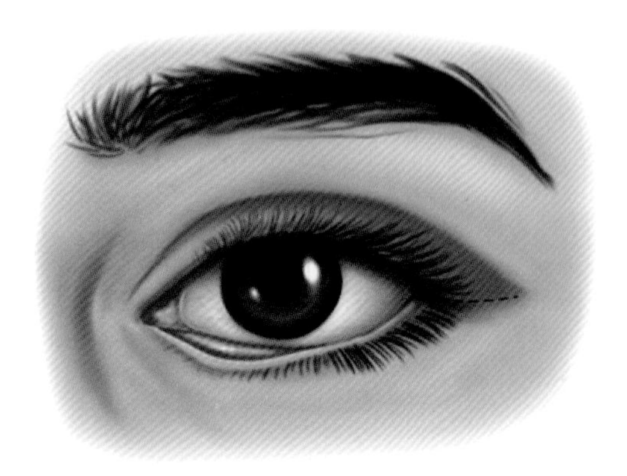

图 3-1　外眦韧带折叠术标志性的外眦皮肤切口

2. 睑板外侧条形剥离术　对于没有内眦韧带松弛的中至重度广泛性睑外翻的修复，理想的手术方式为睑板外侧条形剥离术（视频 3-2）。进行局部麻醉。外眦切开术使用止血钳压住眦部并使用 Westcott 剪从眦角直接做 10mm 的切口（图 3-2）。通过剪刀的尖端触诊识别外眦韧带下脚。切断韧带，开放下眼睑的外侧部。然后可以通过向外侧拉动眼睑边缘并用 11# 刀片标记眼睑边缘上与眶外侧缘交叉的点来确定条带的长度。使用 11# 刀片切除该区域眼睑的边缘和睫毛（图 3-3）。用剪刀将皮肤肌瓣从该节段的前部睑板表面切开（图 3-4）。用剪刀沿着下睑缘，穿过结膜和下眼睑缩肌进行切口。用剪刀完成垂直切口，通过将睑板条修剪成 2～3mm 的长度来完成条带的制作。然后用剪刀和钝性分离对眶外侧缘骨膜进行解剖以获得良好的可视化（图 3-5）。

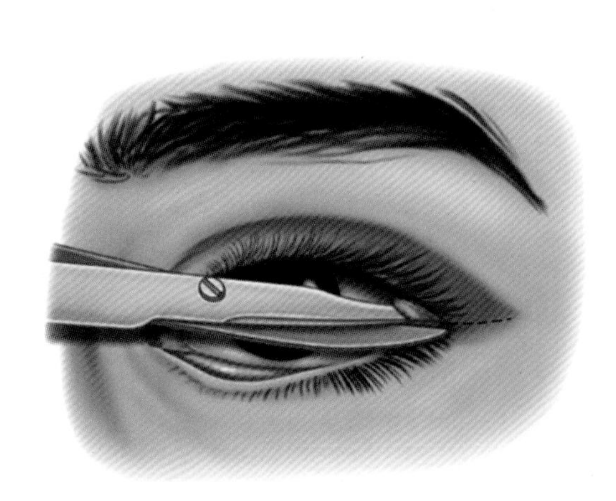

图 3-2　用手术剪做外眦切开术

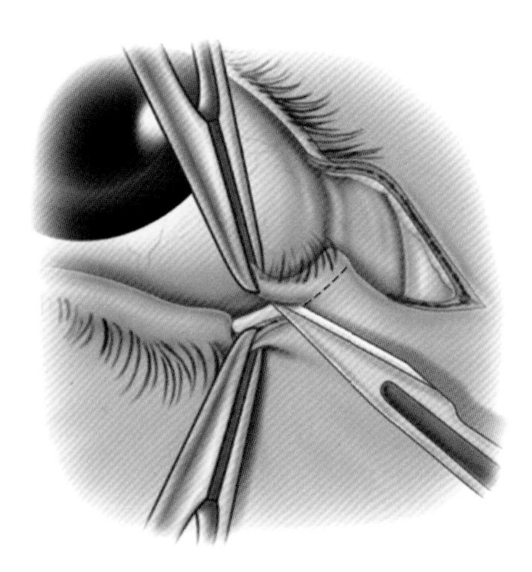

图 3-3　眼睑边缘被去除，包括睫毛

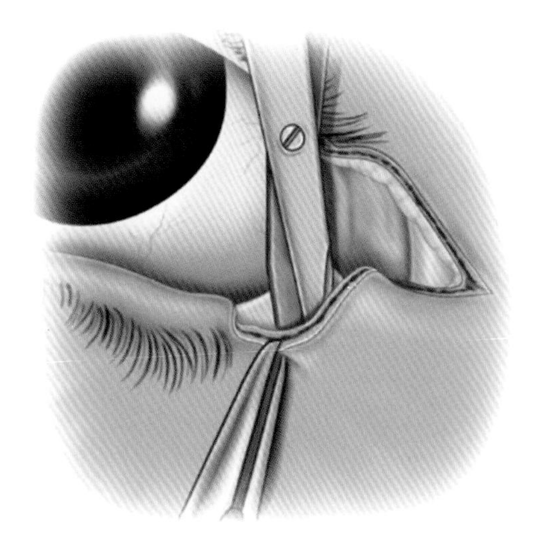

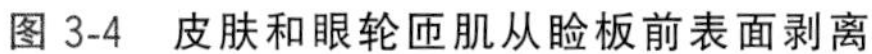

图 3-4 皮肤和眼轮匝肌从睑板前表面剥离

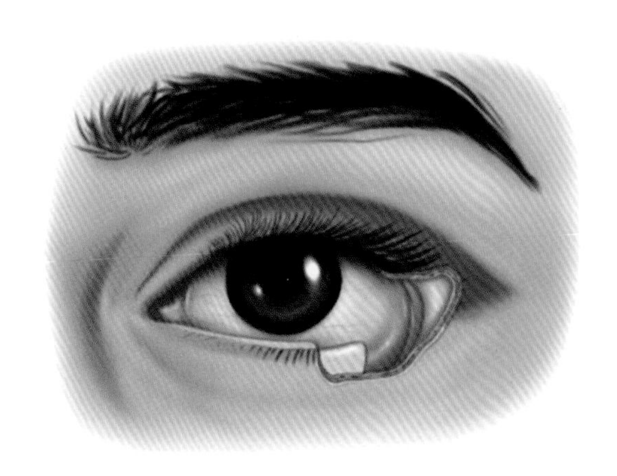

图 3-5 暴露眶外侧缘骨膜

将双针 5-0 Prolene 床垫缝合线的每根针从后向前穿过睑板条，然后穿过骨膜（图 3-6）。随后以适当的张力拉紧缝合线，使得眼睑与眼球保持 2～4mm 的距离。用单根 6-0 平肠缝合线重建外眦角，使用圆形缝合技术将伤口埋入结中。肌肉和皮肤分别用 6-0 Vicryl 缝合线和 6-0 缝合线平口缝合。

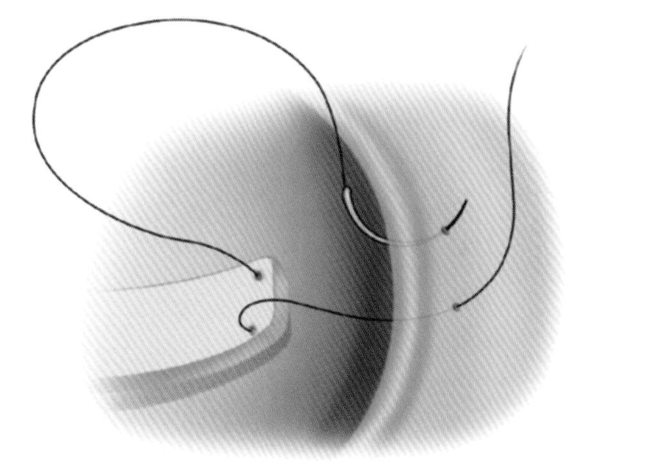

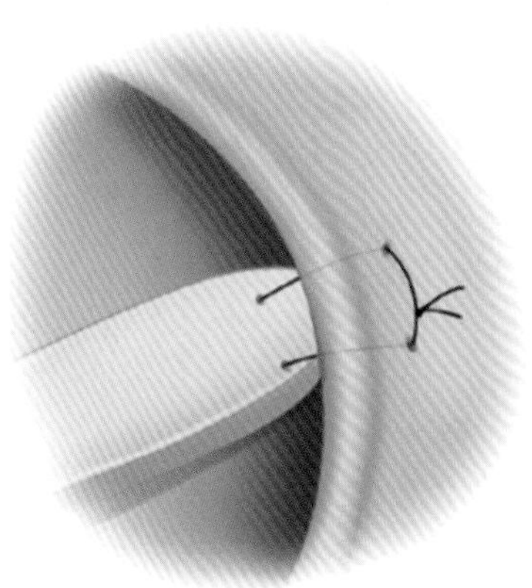

图 3-6 用床垫缝合线将睑板条固定在骨膜上

3. 内眦韧带折叠术 如果有明显的内眦韧带松弛，这种情况也应该得到处理，因为上述任何一种手术都会使泪点向外侧远离。我们推荐一种微创的、后路式内眦韧带折叠术。这种手术方式也适用于伴有内眦韧带松弛的孤立的泪点外翻。这是通过在泪点下方 4mm 处切除一块菱形或椭圆形的结膜和下眼睑缩肌组织来实现的（图 3-7，视频 3-3）。椭圆形切口的长度约为 6mm，高度应为 3～4mm。通过这个椭圆形切口，用 Westcott 剪可直接解剖出一条通向泪后嵴的隧道，解剖过程中注意避开泪小管和泪囊。一旦通过触诊和解剖确定了嵴，便用双针

5-0 Prolene 缝合线的每根针从后往前穿过经椭圆形切口暴露的睑板下缘。然后将镊子传入隧道，钳住并暴露内眦韧带与泪后嵴的附着处（图 3-8）。将床垫缝合线的每根针均穿过该组织，并且将缝合线以适当的张力系紧。用中断、埋没的 6-0 缝合线平口缝合椭圆形切口将进一步促进泪点向内旋转，以完成内侧睑外翻的修复。

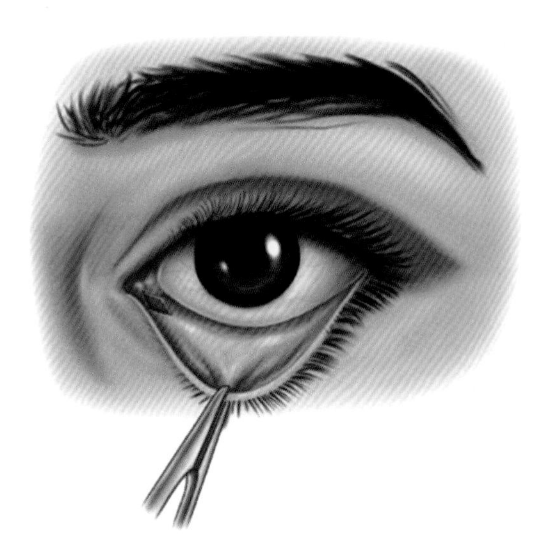

图 3-7 进行结膜和缩肌的菱形切除术

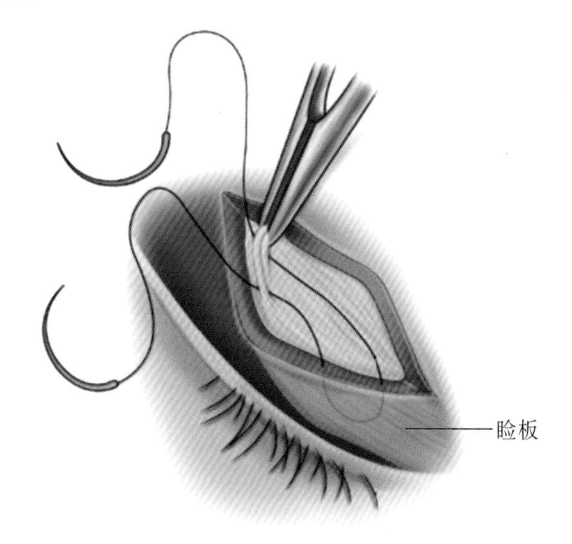

图 3-8 用永久缝合线折叠内眦韧带

4. 内侧睑缘外翻修复术　内眦韧带功能正常的泪点外翻可以通过深板层缩短术来修复。切除一块椭圆形的结膜和眼睑缩肌组织，然后用双臂 6-0 铬肠线或 Vicryl 缝合线缝合。缝合线以沉排方式通过切口下部进入下部伤口边缘并从结膜表面穿出。然后将每根针穿过上部切口的边缘，通过结膜进入并从上部切口边缘下方穿出。最后，针穿过椭圆形切口的中心并从下眼睑穿出。皮肤上的穿出口稍低于缝合线的穿入口有利于向内旋转，然后打结（图 3-9，视频 3-4）。以上操作将泪点向内旋转，手术完成。

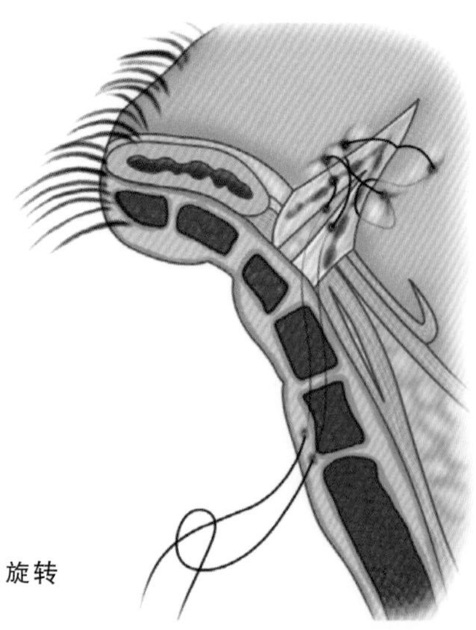

图 3-9 缝合椭圆形切口，使泪点向内旋转

严重或难治性睑外翻病例可能需要进行更广泛的手术，例如五角楔形切除术联合睑板条形剥离术，或颞肌转移术。这些操作需求很少，故本章没有对其进行讨论。

二、麻痹性睑外翻

下睑外翻可能是由眼轮匝肌麻痹引起的。Bell 麻痹、创伤、手术(包括面部或腮腺手术)或脑血管意外均可能引起麻痹性睑外翻。如果以上情况引起的麻痹是永久的，那么睑外翻就很有可能会发生。眼睛经常患有炎症，以及角膜暴露可能也是病因。由于眼睑的错位和泵功能的丧失，因此溢泪是很常见的症状。保守的治疗措施包括强力湿润和湿房镜，但这些通常对长期治疗无效。睑板外侧条形剥离术对麻痹性睑外翻的修复有效。在严重角膜暴露的情况下，有时需要进行睑板缝合术。

三、瘢痕性睑外翻

(一)病因

由瘢痕形成引起的睑外翻通常涉及眼睑前部睑板的缩短。光化学变化或皮肤病引起的瘢痕可能是均匀分布的，并可引起双侧弥漫性睑外翻。创伤可以引起随机的、不规则的瘢痕形成，并伴有节段性或完全性睑外翻。在任何一种情况下，必须解决前板层功能不全以使修复成功。全厚皮片移植是矫正这些畸形的主要方法。Z 成形术在较小的瘢痕和节段性睑外翻中起作用，但是这种手术通常不能通过放置移植物来获得瘢痕去除的美学效果。

(二)手术治疗

瘢痕性睑外翻的修复具有详细的流程，但在技术操作上很简单。切除存在的任何瘢痕组织，并在皮下平面下方进行操作。这是用高温烧灼器或 Westcott 剪来完成的。前板层中残留的瘢痕带被切除(图 3-10)。通常将 4-0 丝线或神经纤维牵引缝合线穿过眼睑边缘以便于在牵拉眼睑的情况下触诊纵向瘢痕带。重要的是要清除所有瘢痕，使眼睑在没有张力的情况下固定在正常位置(图 3-11)。一旦含有瘢痕的区域被处理，前板层的缺陷依旧会存在。然后将一块 Telfa 纱布盖在缺损上并用剪刀剪成相同的尺寸。这是皮肤移植的模板，可以使用各个部位来获取全厚皮片。对于下眼睑或内眦韧带的缺损，上眼睑的皮肤可以很好地匹配，同时也可使用上臂或耳后区的皮肤。在可获得的情况下，上睑皮肤最适合用作上眼睑移植物。当上睑皮肤是选择的供体组织时，一定要确保留下的皮肤足够多，通过使用夹点技术或皮肤纵向保留 20mm 以使眼睛可以闭合。一旦选定部位以后，便用 Telfa 模板来标记供体移植物。使用 15# Bard-Parker 刀片切割皮肤，并用 Westcott 剪修剪出薄的全厚皮片。必须用 Westcott 剪去除多余的皮下组织来使皮片变薄，同时还要修剪其边缘。全层眼睑皮肤皮片会略微皱缩，如果可以的话，建议皮片的尺寸略微大些。

将皮片置入缺损处，并用中断并运行 6-0 平肠缝合(图 3-12)。在皮片周围放置 6-0 丝线以固定支撑物。将 Telfa 模板(或新模板)放置在皮片上，并将一小块湿润的压缩棉球放在 Telfa 上。然后将缝合线系于这个支撑物上来对皮片和下方的移植床施加轻微的压力以获得血液供应。这种技术通常不需要开窗。将 4-0 丝线或神经纤维牵引缝合线用 Mastisol 黏合剂和 SteriStrip 绷带粘在前额(用于牵引下眼睑)或面颊部(用于上眼睑牵引)以使眼睑轻度拉伸。1 周内可取出支撑物和牵引线(视频 3-5)。

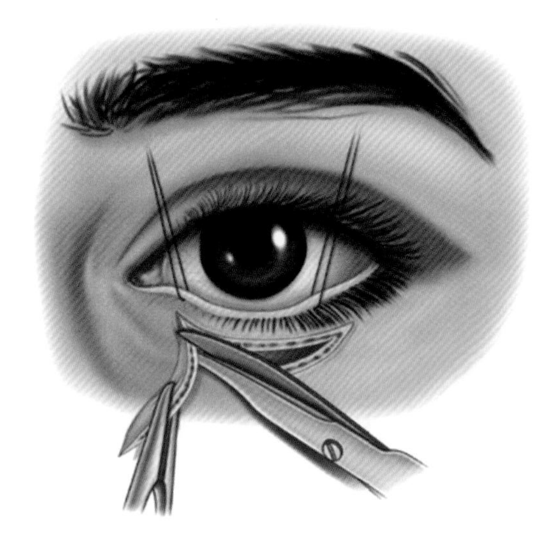

图 3-10　切除浅表的瘢痕组织

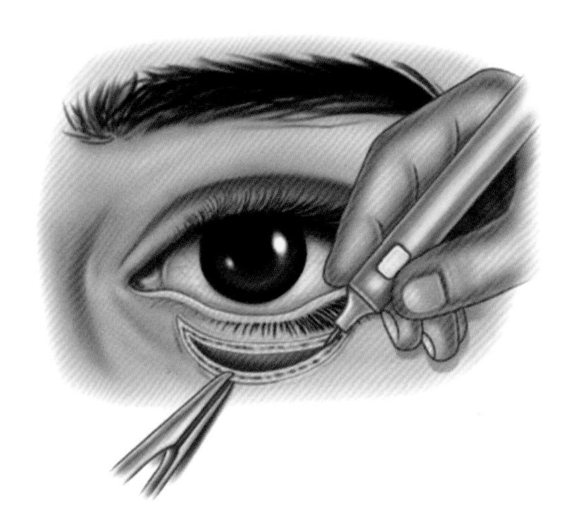

图 3-11　切开并去除瘢痕组织带

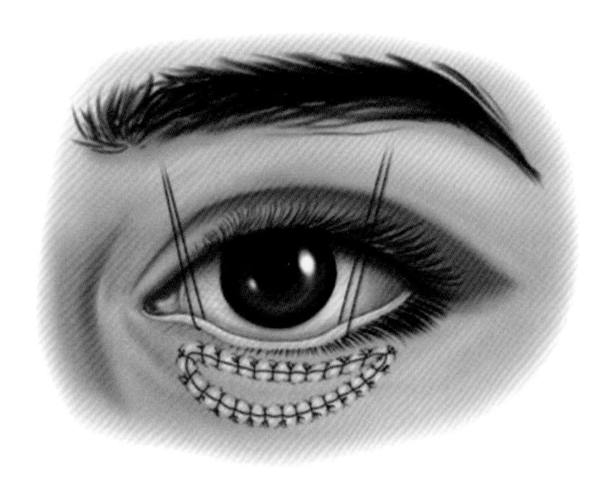

图 3-12　将皮片缝合到位

四、机械性睑外翻

机械性睑外翻实际上是由眼睑肿块引起的继发性外翻。任何大的眼睑肿瘤或炎性肿块都可引起睑外翻。治疗方法是去除肿块。如果病程较长，则在去除肿块后可能会有残留的老年性睑外翻。对肿块做五角楔形切除术通常能有效地解决这两个问题。在某些情况下，需要额外地对眼睑进行固定。

（林　启　袁　晴　朱佩文　译）

第4章 眼睑收缩和眼睑闭合不全(兔眼症)

Dianne Schlachter, Evan H. Black, Geoffrey J. Gladstone

眼睑收缩和眼睑闭合不全是眼科中常见的病症。诊断和合适的治疗有一套系统的方法，包括最初收集完整病史等。外科医师还必须意识到可能会导致病情恶化的情况。完整的病史和体格检查将有助于医师避免误诊，以及不适当的手术干预。

一、病因

尽管这些症状在甲状腺相关眼病中最常见，但患者可能出现眼睑萎缩和眼睑闭合不全的原因有很多。瘢痕性原因包括先前的创伤和之前的手术。非瘢痕性原因包括眼轮匝肌瘫痪，第三神经异常发育，单侧上睑下垂并伴有对侧上睑提肌亢进，中脑背侧综合征的 Collier 征(Parinaud 征)和高钾周期性麻痹。眼眶内任何导致眼睛向前移动的疾病也会导致上眼睑和下眼睑的退缩，从而导致眼睑闭合不全。继发于外伤的眼球下移也会引起上睑退缩(图 4-1)。详细的病史和术前评估有助于确定退缩的原因。

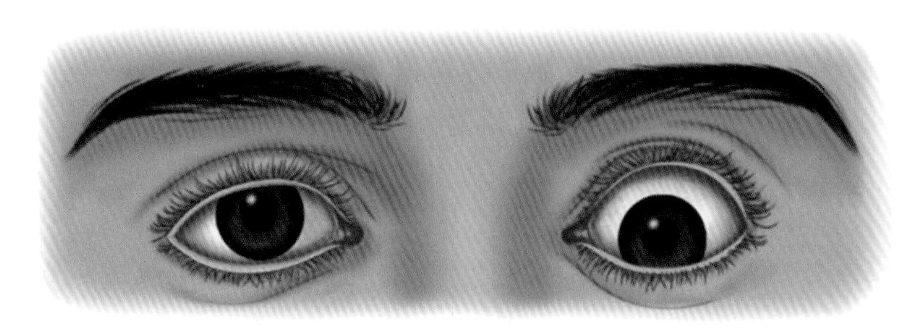

图 4-1　左侧眼球斜视，从而使左眼上睑退缩，产生假性退缩

在 Graves 病患者中，循环 T 细胞被认为直接对眶内交叉反应抗原产生作用。活化的 T 细胞和巨噬细胞释放细胞因子导致疾病。高达 90%的 Graves 病患者会出现眼睑退缩。在被诊断患有甲状腺相关眼病的患者中，90%的患者患有甲状腺功能亢进症，1%的患者患有甲状腺功能减退症，3%的患者患有桥本甲状腺炎，6%的患者甲状腺功能正常。许多甲状腺眼病患者上睑收缩的因素包括上睑提肌亢进，交感神经张力增加导致 Müller 肌收缩，眼球突出，Müller 肌和提肌腱膜挛缩性纤维化，以及上睑提肌与眼眶的粘连。另一种假设是认为由于下直肌的限制性和肌源性，以及上直肌-提肌复合体过度补偿导致上睑退缩(图 4-2)。

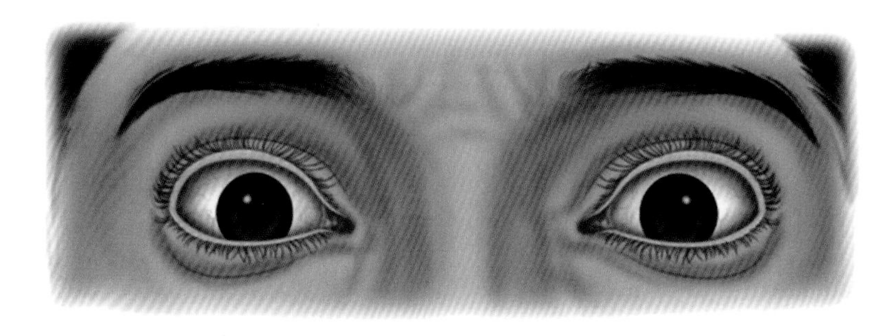

图 4-2　双侧上眼睑退缩伴有颞侧眩光

通常，这些患者上眼睑的外侧部分回缩更严重，导致上眼睑的颞侧轮廓异常。俯视时上眼睑不动（Von Graefe 征）和下眼睑收缩也很常见。甲状腺患者下睑退缩的原因可能包括下直肌挛缩，下睑肌亢进伴交感神经张力增加，突眼和术前下直肌退缩（图 4-3）。如果怀疑是甲状腺疾病，及时转诊给内分泌科专家进行评估和治疗则很重要。

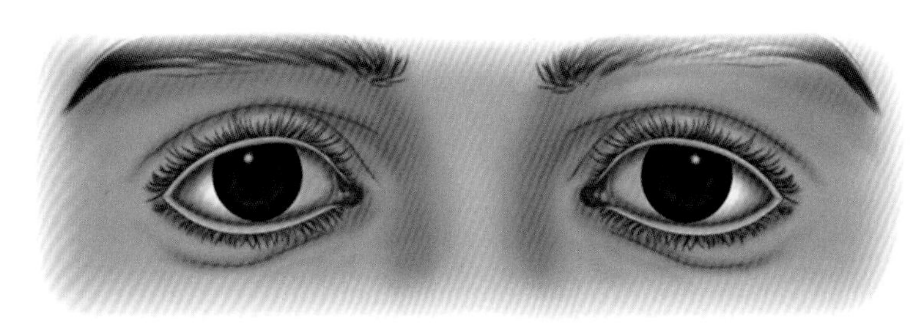

图 4-3　双侧下眼睑退缩

眼轮匝肌麻痹会使上睑提肌的运动不受支配，导致上眼睑退缩和眼睑闭合不全；也可能导致下眼睑退缩，因为眼轮匝肌麻痹无法使下眼睑处于眼球的相对正常位置。这种瘫痪可能继发于 Bell 麻痹、创伤、手术或过量使用肉毒杆菌等情况。

还有很多造成眼睑退缩和眼睑闭合不全的原因。例如，解剖学中浅眼眶可以导致继发于突眼的下眼睑退缩；第三神经异常发育或房水迷流综合征可引起上眼睑退缩，这常继发于神经纤维受损。在神经纤维愈合的过程中，它们可能会大量地随意增长，从而导致上眼睑在俯视时产生收缩（伪 Von Graefe 症状）。单侧上睑下垂的患者由于过度尝试提升下垂的眼睑，从而导致对侧上睑提肌的亢进，可以通过矫正上睑下垂来改善。背侧中脑综合征或 Parinaud 综合征由于中脑延髓的损伤会产生一系列神经眼科症状。这种情况最常见的原因是松果体肿瘤和中脑梗死，导致病理性上睑退缩（Collier 征）。既往的手术和创伤也是导致上、下眼睑退缩的重要原因，这些病因必须在外科矫正之前明确。

详细的术前评估对患者的治疗至关重要。手术矫正方式和手术时机的选择取决于术前眼睑位置和功能的评估。

二、术前评估

上眼睑在正常情况下应位于角膜缘12点下方1～1.5mm处，角膜光反射与上睑缘的距离——MRD_1（缘反射距离）是记录和监测上睑退缩最有效的测量方法。测量值＞5mm都被视为眼睑退缩。在暗房里测量MRD_1是有效的，因为降低光亮可以防止由于畏光而人为产生的低读数。下眼睑通常与角膜下缘保持水平，角膜光反射和下眼睑边缘之间的距离MRD_2是记录和监测下眼睑退缩的最有效的测量方法，任何＞5mm的测量结果都被视为眼睑退缩。还应记录在缓慢闭眼时眼睑闭合不全的数值，仔细检查角膜是否有暴露性角膜病变，并对泪膜进行评估。术前照片在记录和术后比较上至关重要。如果怀疑是甲状腺相关性眼病，那么使用轴位扫描和冠状位重建的非增强CT扫描可有助于外科医师看到眼外肌肿大，并排除其他眼眶病变，如血管或肿瘤。碘造影剂可加重甲状腺相关性眼病的病情，因此这些患者应避免使用碘造影剂。

三、药物治疗

最重要的治疗药物是使用人工泪液来预防角膜病变、角膜糜烂和继发性角膜溃疡。肉毒杆菌A也被用于麻痹上睑提肌，但这只是暂时的缓解，并且还有上睑下垂，视力受影响这种潜在不良反应。在某种麻痹性眼睑退缩中，夜晚使用药膏及眼睑缝合也可以作为一种临时措施，防止在完全或恢复前对眼睛造成永久性损害。在进行手术前，这种治疗也可能是必要的保护措施。

四、手术方法

（一）上眼睑退缩与眼球突出

当需要手术修复上眼睑退缩时，手术目的是减少巩膜裸露，减缓眼球突出，降低角膜暴露，使眼部恢复正常的外观。手术方法的选择是基于收缩的原因和严重程度。

（二）金片置入修复术

对于麻痹性眼睑闭合不全，手术方法取决于眼轮匝肌的功能和手术的预期结果（视频4-1）。对于许多患者来说，增加眼睑重量可以很大程度上减少眼球和角膜的暴露。这种重量可以由金或铂制成，考虑到美容效果，可使用薄型材料。

术前通常仔细测量患者的MRD_1、突眼程度和眼轮匝肌功能，通过黏附不同重量到上眼睑外侧睫毛上方2～3mm处来确定置入物的适当重量。最合适的重量会消除缓慢闭眼时的眼球突出，并可以使眼睑在凝视时有明确的视轴。

手术一般为门诊手术，辅以静脉镇静和局部麻醉，也可在全身麻醉或局部麻醉下进行。手术标记上眼睑褶皱。将2%利多卡因和肾上腺素1∶100 000与0.5%布比卡因和肾上腺素1∶100 000以50∶50的比例混合在5ml注射器中再用30号针头给药。使用15#巴德·帕克刀片在标记上进行皮肤切口，然后通过使用Westcott剪、镊子，高温烧灼解剖眼轮匝肌，以暴露睑板的表面。深层解剖对于防止金片的暴露非常重要，充分暴露睑板，使重物中的两个预钻孔朝向睫毛。预钻孔可以用6-0 Prolene缝合线将金属板缝合到位。注意确诊厚度咬合以防止缝合线对角膜的磨损。然后用埋入式，间断的6-0 Vicryl缝合线将眼轮匝肌重新贴合金属板。用6-0普通肠线重新缝合皮肤边缘（图4-4）。术后应将眼药膏涂于手术切口上，持续1周。

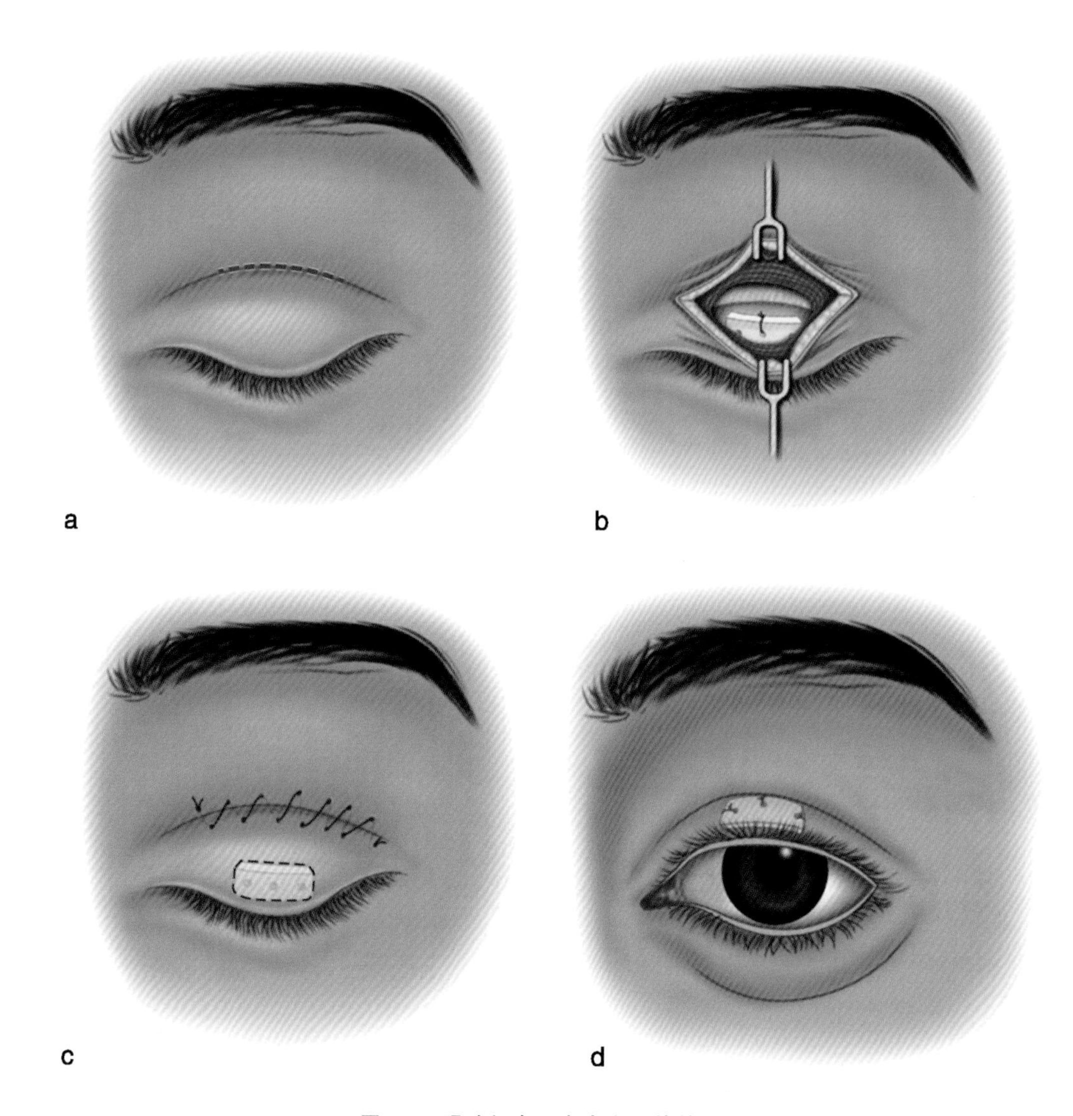

图 4-4 眼睑闭合不全中金属片的位置

(三)永久性睑缘缝合术

眼轮匝肌功能消失，角膜因突眼严重受损时，可以通过永久性睑缘缝合术使上眼睑和下眼睑之间产生持久的粘连。眼睑闭合程度取决于眼球突出程度和手术的目的(图 4-5，视频 4-2)。

手术一般作为门诊手术进行，辅以静脉镇静和局部麻醉，也可在全身麻醉或局部麻醉下进行。手术标记上眼睑和下眼睑所需的缝合量。使用带有 30 号针头的 5ml 注射器将 2%利多卡因和肾上腺素 1∶100 000 与 0.5%布比卡因和肾上腺素 1∶100 000 以 50∶50 的比例混合注射到该区域。首先用 11# 巴德·帕克刀片切除上、下眼睑边缘，保留睫毛。然后使用 11# 刀片将眼睑分为前、后两层。解剖平面保持在眼睑之间并延伸 3～4mm。使用 6-0 Prolene 缝合线，两针穿过第 1 个橡皮带垫，先穿过皮肤进入下眼睑切口深处，然后两针再穿过上眼睑深处

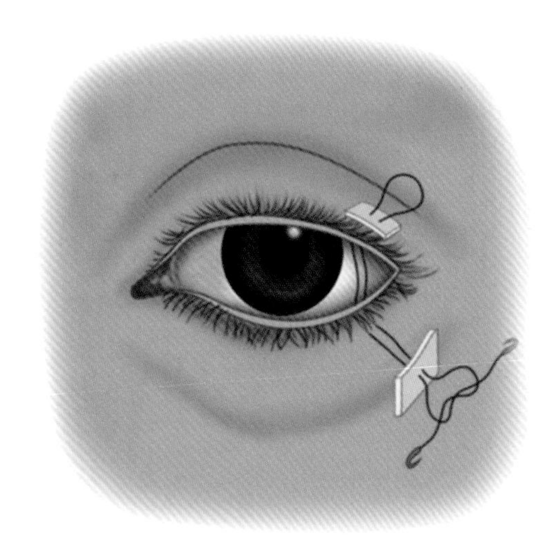
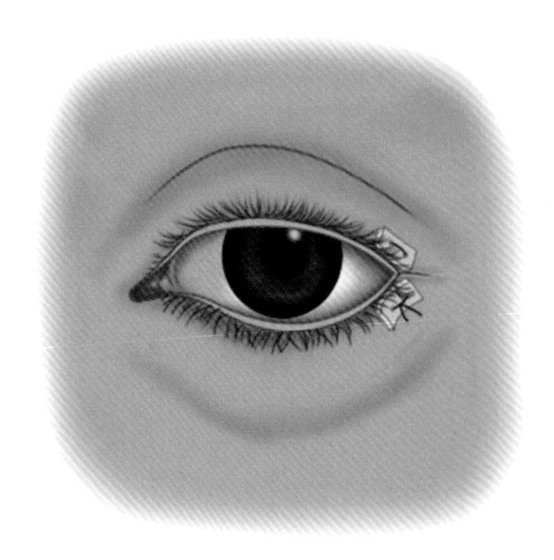

图 4-5　永久性睑缘缝合术

切口，穿过皮肤，最后穿过第 2 个橡皮筋套管并系紧缝合线。在缝合线紧固之前，必要的话可以在该区域放置第 2 根 6-0 Prolene 缝合线。当缝合线收紧时，眼睑张开，从而在上眼睑和下眼睑之间产生大面积粘连，不需要缝合皮肤。手术后应将眼科软膏涂于切口和眼内，持续使用，并在 7～10 天拆除支撑垫。

(四)Müller 肌切除术

当甲状腺眼病导致上眼睑退缩和角膜暴露时，用眼睑切除术垂直拉长眼睑后层可获得理想的效果。这种手术通过后切口完成，避免了外部切口瘢痕产生(视频 4-3)。

术前应仔细检测患者的 MRD_1、眼睑闭合不全和睑裂高度。经 Müller 切除术是一种静脉镇静和局部麻醉的门诊手术。除非必要，否则手术不应在全身麻醉下进行。用带 30 号针头的 5ml 注射器将 2%利多卡因和肾上腺素 1∶100 000 与 0.5%布比卡因和肾上腺素 1∶100 000 按照 50∶50 混合液抽吸入注射器中。将上眼睑外翻，在上睑板结膜下行局部麻醉。注射避免麻醉提上睑肌。理想情况下，这种注射方法可以从 Müller 肌中分离出结膜。用一根 4-0 的丝线牵引缝线空过睫毛上方的上眼睑的皮肤。然后将眼睑翻转到 Desmarres 牵开器上。通过睑板上缘的结膜做一个暂时性的扣眼切口。然后用 Westcott 剪从睑板上缘穿过眼睑 2/3 的颞侧切开结膜(图 4-6)。甲状腺患者通常有更多的回缩，切口通常不需要延伸到眼睑内侧的 1/3 处，通过按压止血。最好避免过多的烧灼，以免损伤泪管。然后用 Westcott 剪将结膜从附着在 Müller 肌的组织上分离出来。

另一个纽扣孔切口暂时通过 Müller 肌在睑板上缘制成，肌肉的解剖是这种手术的基础。Müller 肌起于 Whitnall 韧带提上腱膜的下表面，距上缘 14～16mm 处。这种受交感神经支配的肌肉插入睑板的上缘，并与结膜穹隆有一些附着。一旦完成扣眼切口，Müller 肌就可以沿着眼睑的颞侧 2/3 处从上睑板边缘剥离出来。然后用钝性和锐利分离，仔细地将 Müller 肌从提肌腱膜上分离出来(图 4-7)。将眼睑翻转回原位，让患者直立，要求患者睁开眼以确定上眼睑的高度和轮廓。如果高度和轮廓合适，将局部麻醉混合液注射于 Müller 肌，并在肌肉底部夹紧止血器。然后用高温烧灼切除肌肉。如果仍然存在收缩情况，则使用两个镊子将提肌腱

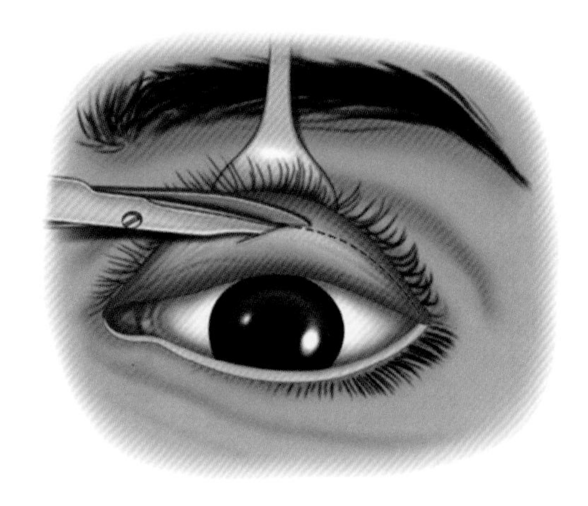

图 4-6　在睑板上部切开结膜边缘超过眼睑的 2/3

膜夹在上眼睑边缘上并沿垂直方向轻轻拉伸。注意避免对皮肤造成伤害(图 4-8)。这种延长操作要逐渐拉伸上睑提肌并检查眼睑位置，直到眼睑边缘在低于上缘 1mm 处，并且轮廓形状理想。以间断的方式埋入 6-0 肠线，将结膜重新连接到上睑板中央内侧和外侧。然后拆除 4-0 缝合线，并将眼药膏涂于眼内，持续用药 1 周。术后 1 周左右可能存在上睑下垂，一般在 3～4 周达到稳定的位置，眼睑按摩对术后早期持续性退缩可能有一定作用。

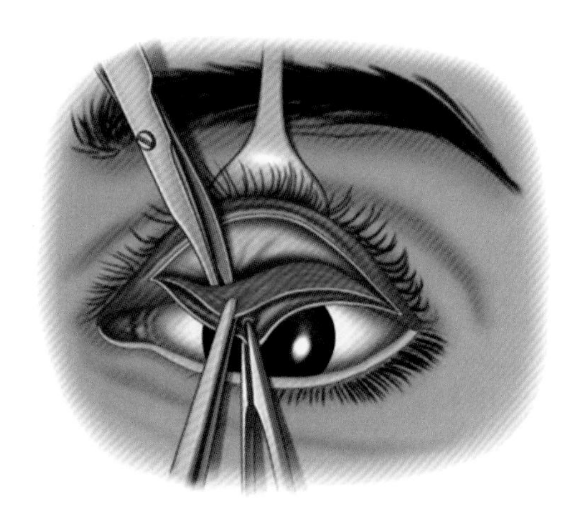

图 4-7　Müller 肌被从上睑提肌腱膜上解剖出来

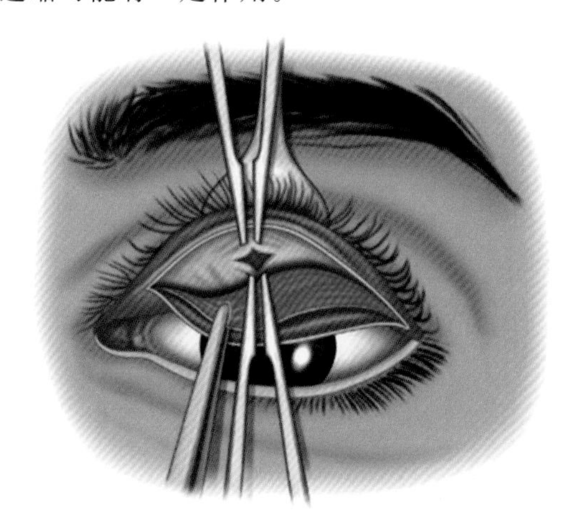

图 4-8　用两个齿形钳拉长提肌腱膜，调整眼睑高度和轮廓

(五)下眼睑退缩

下眼睑退缩可以通过前、后入路修复。当出现重度的退缩时，推荐采用经后结膜入路的间隔移植。使用间隔移植物可以给下眼睑提供 3～5mm 的高度。这项技术可以使用多种移植物。外科医师使用的材料类型取决于可用性和舒适程度。

本章附带的视频说明了耳软骨和 Enduragen 作为间隔移植的使用。耳软骨和其他间隔材料使用比例为每升高 1mm 就使用 1mm。Enduragen 是脱细胞的猪真皮胶原。产品经过预先水合处理，厚度均匀，可根据需要切割。与使用的间隔物类型无关，手术入路是相同的。材料放置在睑板下缘和下穹隆结膜之间。

下眼睑退缩的另一种修复方法是不使用间隔植片的睑袋筋膜凹陷。这项技术包括睑板外侧剥离术和下睑牵开器。术前仔细观察回缩的原因和程度可以确定最佳的手术入路。术前仔细测量患者的 MRD_2、睑裂闭合不全和睑裂高度。手术通常是在门诊进行，采用静脉镇静和局部麻醉；必要时可在全身麻醉或局部麻醉下进行。

(六)耳软骨移植

为获取耳软骨移植，应将耳后区和耳前区用利多卡因和肾上腺素 1∶100 000 与 0.5％布比卡因和肾上腺素 1∶100 000 以 50∶50 的比例混合后用带有 30 号针头的 5ml 注射器注射。将 4-0 丝线以褥式缝合的方式穿过螺旋后耳前的皮肤放置，使耳郭保持前倾。手术在耳轮正前方的后耳扁平部分标记一条长度为 22～25mm 的手术切口线(图 4-9)，沿着标记用 15# 巴德·帕克刀片做一切口。用 Westcott 剪进行解剖以暴露耳郭软骨的顶部，剪刀可以牢牢地压在软骨上来获得合适的平面。软骨移植物的长度通常为 22～25mm，一般使用金属尺和高温烧灼沿着软骨标记该长度。术前确定为 MRD_2 的回缩量用于决定耳软骨的宽度。1∶1的比例用于确定软骨移植物的宽度，并在直线的上方和下方标记。例如，如果所需宽度为 4mm，则在软骨

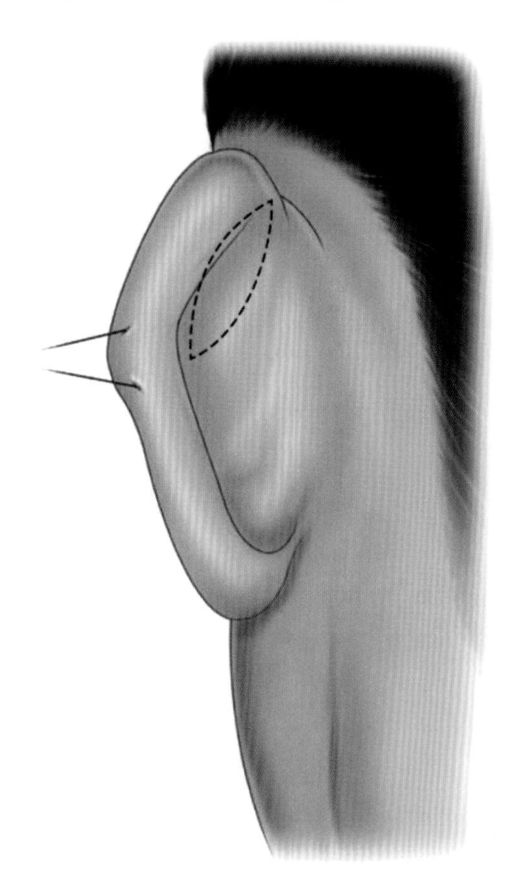

图 4-9　位于耳轮正前方的耳后扁平部位用作耳郭软骨的供体。虚线显示为典型的耳郭软骨移植物部位

上绘制的线的中心前后都标记 2mm。从该区域获得长度约 30mm、宽度约 8mm 的移植物，然后用高温烧灼法来取得耳郭软骨。用 15# 巴德·帕克刀片做部分切口。小心避免切割到底层皮肤。此处可以做一个完全透过软骨的切口，然后使用 Westcott 剪将软骨完全移除。移植物放入下眼睑之前，先用 Westcott 剪清除附着在移植物上的残留组织，耳软骨缺损处不缝合。将单个 6-0 普通肠线系在耳郭皮肤的中央，以重新对齐切口边缘。然后用 6-0 平直的肠线缝合耳部皮肤，并拆除牵引缝合线。术后应将软膏应用于切口（视频 4-4）。

（七）下睑移植物的收缩修复

将 2%利多卡因和肾上腺素 1∶100 000 与 0.5%布比卡因和肾上腺素 1∶100 000 按 50∶50 混合液用带 30 号针头的 5ml 注射器注射到下睑缘和下穹隆。将带有附加垫板的双臂 4-0 TiCron 缝合线置于眼睑边缘内，作为下眼睑的牵引缝合线，可以使用双臂 4-0 丝线缝合与橡皮垫支撑代替 TiCron 缝合线，但丝线在愈合期间往往会引起眼睑边缘炎症。用棉棒翻开眼睑。通过高温烧灼使结膜和下睑牵开器从下睑板边缘分离（图 4-10）。当下睑牵开器、睑板筋膜和下睑肌肉已经从眼睑下缘移除后，眼睑便会升高。当使用 Enduragen 时，将移植物修剪成与耳郭软骨移植物相似的尺寸（见上文），然后将移植物置于下眼睑缺损内。在不同厚度内间断埋入的 6-0 Vicryl 缝合线放置在移植物和眼睑的下缘之间。在眼睑下缘处打结可以防止术后角膜刺激。将 6-0 Vicryl 缝线多次间断缝合置于移植物下缘结膜内（图 4-11）。

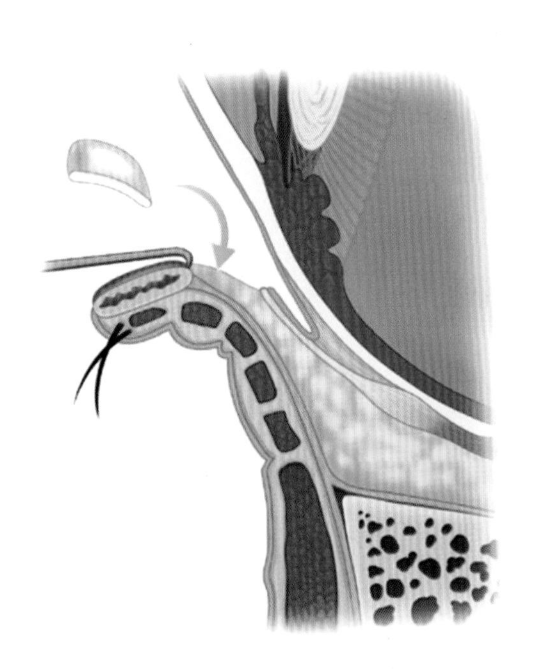

图 4-10　下眼睑的牵开器钩住眼睑下缘

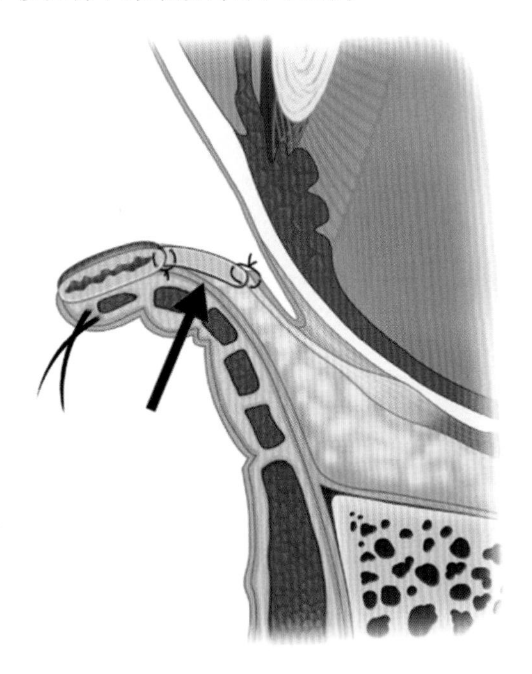

图 4-11　在眼睑软骨下缘和牵开器的凹陷之间插入间隔移植物

然后用 4-0 牵引缝线将下眼睑拉到上方并用 Mastisol 和 Steri-Strips 贴在眉毛上方，在愈合过程中轻轻拉伸下眼睑将药膏涂于眼内，并用纸带将两个眼垫绑在手术部位上方。敷料和牵引缝合线通常在 1 周内移除（视频 4-5）。

（八）囊膜筋膜回缩下睑回缩修复术

使用带有30号针头的5ml注射器将2%利多卡因和肾上腺素1∶100 000与0.5%布比卡因和肾上腺素1∶100 000按照50∶50比例混合注射到外侧上下眼睑、下穹隆和侧眶缘中。侧面切开术的方法是用止血器压住处侧眼角，并用Westcott剪从眼角直接切开10mm（图4-12）。通过刀尖的触诊来识别外侧肌腱，切断肌腱，释放外侧下眼睑。然后用Westcott剪沿下睑板边缘切开至泪点，以释放结膜和睑板筋膜。

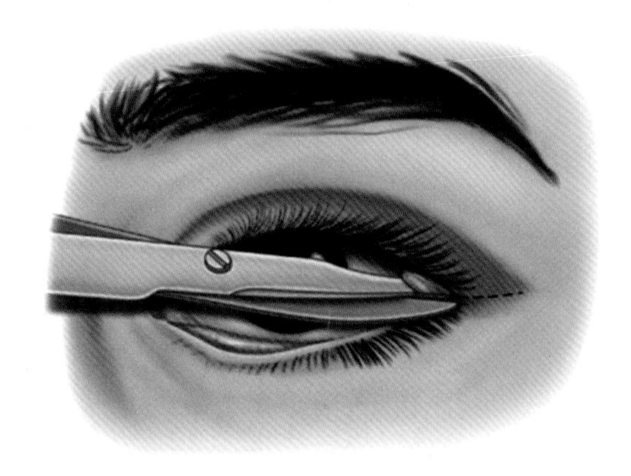

图4-12　用剪刀进行侧向切开

抓住下眼睑边缘向下拉，同时抓住并拉动睑板筋膜。然后使用高温烧灼从周围组织切开睑板筋膜。烧灼可以使手术快速进行，同时迅速止血。

然后用3～4个间断埋入的6-0 Vicryl缝合线将凹陷的睑筋膜和结膜连接到下眼睑边缘约8mm的深层组织（图4-13）。

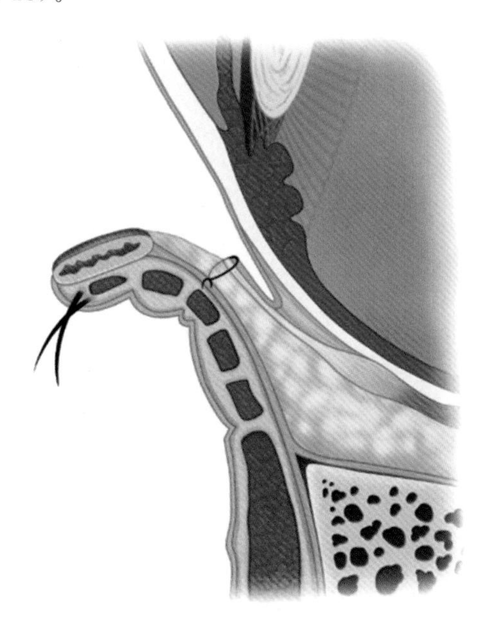

图4-13　结膜和睑板筋膜凹陷并用多根缝合线重新连接

接下来是睑板外侧的手术。预先标记切口的长度，通过横向拉动眼睑边缘并用 Westcott 剪在眼睑上边缘做一标记点，使其穿过眶缘的内缘。然后用 Westcott 剪或 11# 巴德·帕克刀片在该区域上去除眼睑边缘和睫毛（图 4-14）。接着用剪刀将皮肤肌瓣从此处眼睑表面剪开（图 4-15），沿着下睑板边缘，用剪刀通过结膜和下睑牵引器进行切口。然后使用 Westcott 剪或刀片去除结膜后节段上皮。继续使用剪刀在眼睑进行垂直切口 2～3mm 的长度来完成带的创建。然后高温烧灼，用剪刀对眶外侧缘进行解剖，以获得良好的手术视野（图 4-16）。然后用双臂 5-0 Prolene 缝合线从后向前穿过此处眼睑，每个臂在内侧穿过外侧眶缘，并将缝合线绑到合适的张力，使眼睑仍能够离开眼球 2～3mm 的距离。用普通肠线对侧方角进行缝合。埋在皮肤下的用 6-0 圆形肠线。6-0 普通肠线缝合外侧眼角的皮肤。术后将眼用软膏涂于伤口上（视频 4-6）。

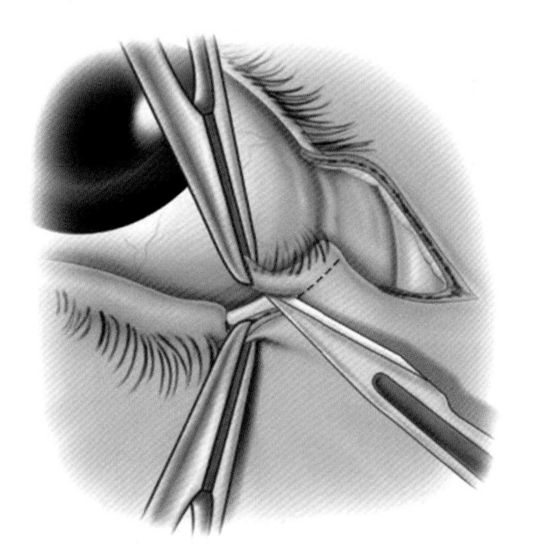

图 4-14 去除眼睑边缘，包括睫毛

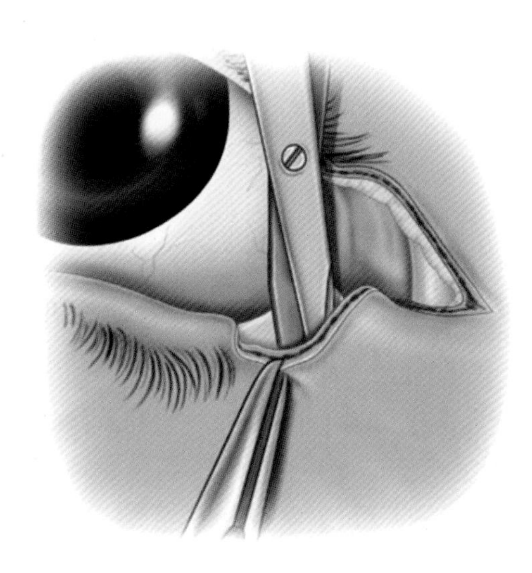

图 4-15 皮肤和眼轮匝肌从前眼睑表面分离

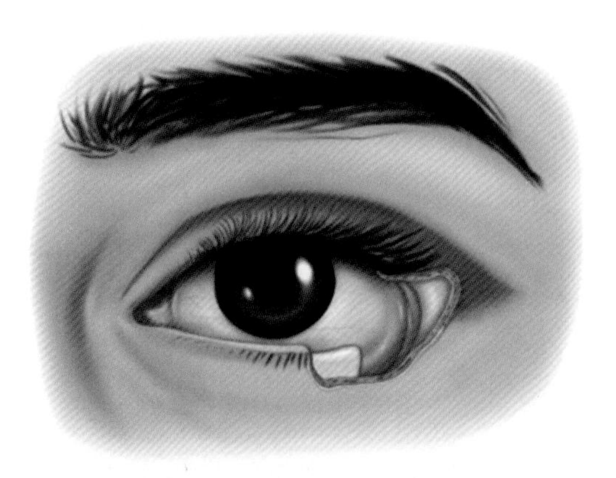

图 4-16 外侧眶缘骨膜暴露

五、总结

眼睑收缩和眼球突出的外科修复需要进行仔细的评估。手术时间和所选择的手术类型都非常重要,术前应与患者详细讨论。重要的是讨论眼睑疾病中的变异性,以及这种情况对手术可预测性的限制。与患者仔细讨论并使用正确的手术方法将会最大限度地减少术后并发症,以及最大程度地提高患者满意度。

(葛倩敏 陶文思 李清海 译)

第5章 上睑下垂

Geoffrey J. Gladstone

上眼睑松弛可导致上睑下垂，即使在下垂的最早期阶段也会明显影响外观。当出现明显视野缺损时，上睑下垂就成了一个功能性问题。上睑下垂修复术是最常见的一种眼整形手术。对上睑下垂患者的准确评估有助于外科医师选择合适的术式，并将并发症的发生率降到最低，了解上睑下垂各种亚型的病因对外科决策也很重要。

一、病因学

上睑下垂的病因可分为腱膜、肌肉、神经、创伤和机械5个主要类别。“先天性”和“后天性”术语可能具有误导性，应该避免。虽然大多数的后天性上睑下垂的病因在腱膜，但不是全部。同样地，尽管大多数的先天性上睑下垂的病因都是肌肉病变，但也有可能是神经系统或腱膜导致的。使用适当的术语可以减少对患者和同行的误导，确定上睑下垂的亚型也有助于选择合适的外科术式。

上睑下垂最常见的病因是腱膜病变，常为成人获得性病变，但也有可能是先天的或因为外伤导致的。此时上睑提肌筋膜要么是松弛的，要么是从其骨附着点上撕裂脱离的。

肌肉导致的上睑下垂病理常为非收缩性纤维组织代替横纹肌，通常情况下下垂严重程度与显微镜下肌肉的异常程度成正比。75%的肌肉性上睑下垂的患者为单侧发病，是最常见的先天性上睑下垂。

神经上睑下垂的病因较多，比较常见的是创伤、重症肌无力、强直性肌营养不良和慢性渐进性眼外肌麻痹(chronic progressive external ophthalmoplegia，CPEO)。重症肌无力时神经肌肉传导的缺陷发生在神经元和肌肉纤维的交界处，由肌肉终板的乙酰胆碱受体被特异性抗体破坏引起。强直性肌营养不良是一种常染色体显性的肌肉萎缩症。在CPEO中，线粒体功能紊乱的副作用可能导致眼外肌功能的逐渐恶化。

创伤性上睑下垂并不是一个独立的类别。在临床上，大多数的创伤性上睑下垂都是由于腱膜或神经系统因素导致的。当创伤后眼睑出现肿块或肿胀而使其下垂时，则为机械性上睑下垂，肿瘤、水肿、淋巴回流障碍等其他病因也可能导致上睑下垂。

二、术前评估

对上睑下垂患者的术前评估有几个目的。首先评估应有助于确定上睑下垂的类型，帮助选择合适的术式。此外，评估还应有助于发现手术禁忌证或可能需要修改手术类型的情况。换句话说，详细的术前评估可以让手术医师和患者都远离麻烦。

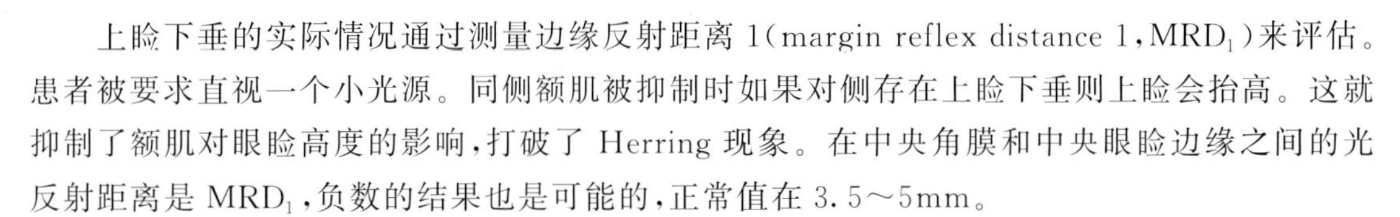

上睑下垂的实际情况通过测量边缘反射距离 1(margin reflex distance 1,MRD_1)来评估。患者被要求直视一个小光源。同侧额肌被抑制时如果对侧存在上睑下垂则上睑会抬高。这就抑制了额肌对眼睑高度的影响,打破了 Herring 现象。在中央角膜和中央眼睑边缘之间的光反射距离是 MRD_1,负数的结果也是可能的,正常值在 3.5～5mm。

Burke 提肌功能(Burke levator function,BLF)测量眼睑的活动度:从尽量向下凝视到尽量向上凝视之间的活动距离。通过在眉毛上放置几个手指来抑制同侧额肌,这可以说是上睑下垂评估中最重要的测量方法,正常值在 15～18mm。

向下凝视的垂直裂缝宽度是在最大的向下凝视中测量的。正常情况下,上睑提肌腱膜在向下凝视时起到限制的作用,使眼睑保持开启。垂直裂缝宽度正常测量值在 2～4mm。

转向与共轭旋转功能也应进行评估,这些功能的缺陷可能会导致一些异常状况,如动眼神经麻痹、CPEO 和双上转肌麻痹。

判断是否有斜视很重要,如果有,那么是否需要纠正斜视,是否应该在上睑下垂手术前进行矫正均需要考虑。垂直方向的斜视对眼睑位置的影响很大,如果斜视需要被纠正,就应该先于上睑下垂手术。

术前应对手术各种危险特征进行评估。睑裂闭合不全是指轻轻地闭眼时不能完全闭上眼睑,这种情况需要考虑到,这可能反映患者在睡觉时会发生的情况。还应该关注患者的角膜染色、Bell 现象和干眼等情况。哪怕是一个基础的泪液分泌测试,泪液渗透压或其他干眼的指标出现异常也是非常重要的。如果出现这些危险信号应当引起临床医师的密切注意,这些异常甚至可能会改变患者的首选手术方式(例如,将眼睑置于较低的位置而不是其他理想位置),甚至是手术的禁忌证。

上睑提肌功能良好的患者可以使用去氧肾上腺素测试。于眼睑下滴入数滴 10%盐酸去氧肾上腺素(新福林,纽约 Sanofi 制药)。眼睑的最大高度被测量为 MRD_1。通常达到最大的高度需要几分钟的时间。如果对去氧肾上腺素有明显的反应,这就说明结膜-Müller 肌切除术可能是有用的。

上睑提肌功能较差的患者采用 MLD 测量方法,这将有助于确定切除多少上睑提肌。测量时患者被要求最大限度地凝视,从下眼睑到上眼睑的距离以毫米计,正常值是 9mm,测量时也会出现负数。

术前应记录眼睑皱褶的位置,在正常情况下眼睑皱褶在眼睑边缘的 7～10mm。在腱膜性上睑下垂时结果会增大。在肌肉性上睑下垂时,这个值不变或眼睑皱褶不存在(由于肌肉发育不良导致)。

在神经性上睑下垂时可以模拟眼轮匝肌的力量,这很重要。通常情况下,强直性肌营养不良会导致眼轮匝肌力量减退,并可导致术后出现睑裂闭合不全和角膜问题。

如怀疑患者患有重症肌无力,应进行疲劳试验和(或)眼轮匝肌挤压试验,也可请神经眼科医师进行会诊评估。

术前对患者进行详细的病史采集是非常重要的,因为全身疾病可引起上睑下垂。应询问伴随上睑下垂出现的其他症状。我们应记住的是并非所有出生时的上睑下垂都是肌肉性的。同样,一位 60 岁的没有手术史的患者也有可能只是在最近才决定想要手术纠正自出生以来的肌肉性上睑下垂。

三、手术决策

区分腱膜性上睑下垂和肌肉性上睑下垂的最重要因素是病史、Burke 提肌功能、眼睑皱褶位置，以及向下凝视时裂孔的宽度（表 5-1）。在腱膜性上睑下垂中，患者通常具有良好的提肌功能（12～18mm），这种上睑下垂是渐进性的，常发生在中、老年人，眼睑皱褶会出现典型的升高。由于上睑提肌被拉伸或附着点撕裂，因此不会在向下凝视中表现出限制韧带的功能，所以在向下凝视时，裂孔宽度变窄甚至关闭（表 5-1）。

表 5-1 腱膜性上睑下垂和肌肉性上睑下垂鉴别因素

	病史	上睑提肌功能（mm）	皱褶的位置	向下注视时睑裂宽度
腱膜性上睑下垂	渐进性，中、老年开始	≥12	通常升高	减少
肌肉性上睑下垂	稳定，出生即有	≤10	正常或消失	增加

中到重度的上睑提肌功能下降会导致 0～10mm 的上睑下垂。这种患者的病史往往是自幼存在上睑下垂且基本稳定，眼睑的皱褶处于正常位置或因病情严重而消失。由于上睑提肌的纤维性、无弹性的特性，在向下凝视时睑裂闭合不全的程度通常会增加。

在治疗腱膜性上睑下垂时，往往使用结膜-Müller 肌切除术或上睑提肌缩短术。如果患者对去氧肾上腺素测试结果显示不需要进行皮肤切除，那么结膜-Müller 肌切除术更合理。去氧肾上腺素测试提示要切除的范围大小，切除的范围常在 6.5～9.5mm。当上睑下垂所致的上眼睑上升到与正常眼睑相同的高度时，就会进行 8mm 的切除。如果上眼睑高度在正常眼睑之上，就会减少切除的范围，但不能<6.5mm。如果上眼睑上升，但不能达正常眼睑相同的高度，则切除的范围最多可以增加到 9.5mm。如果对去氧肾上腺素的检测没有反应，则不能进行结膜-Müller 肌切除术。

在所有的腱膜性上睑下垂患者都可以使用上睑提肌提升术，尤其是计划进行皮肤切除时。在进行这个手术时可以通过让患者坐起从而判断眼睑的高度和外形轮廓，进而在手术中确定应该切除皮肤的程度。

通过上睑提肌缩短或额肌悬吊，可以矫正肌肉性上睑下垂。主要的决定因素是提肌功能。如果上睑提肌的功能可以使上睑提升 4mm 或更多，则应使用上睑提肌切除术。如果上睑提肌只能使上睑提升 3mm 或更少，则使用额肌悬吊术。在大多数情况下，推荐使用阔筋膜悬吊，因为其远期效果是最好的。

所切除的上睑提肌的长短应利用 MLD 公式来确定。如果双侧都存在上睑下垂，则通过 $(9-\text{MLD}_{\text{上睑下垂睑裂宽度}})\times 3$ 来计算切除的长度。如果只有单侧上睑下垂，并且打算将下垂的上眼睑上升到与正常眼睑相同的高度时，那么切除数量就该这样计算：$(\text{MLD}_{\text{正常睑裂宽度}}-\text{MLD}_{\text{上睑下垂睑裂宽度}})\times 3$。例如，如果正常眼睑的 MLD 是 8mm，而上睑下垂的眼睑的 MLD 是 2mm，那么按照这个公式就应该切除 18mm。

如果进行额肌悬吊术，眼睑的高度则需要在手术中确定。眼睑应放置在刚好或高于所期望的最终位置。神经性上睑下垂可以利用上睑提肌提升术、上睑提肌切除术或额肌悬吊术进行校正。基于上睑提肌的功能来决定手术方式。在重症肌无力的情况下，即使在上睑提肌功能支持进行上睑提肌缩短时，也应进行额肌悬吊术。因为在重症肌无力的情况下，上睑提肌功能会出现变化，应留出不同程度的补偿切除长度。在某些特殊情况下如强直性肌营养不良时，建议使用硅胶条悬吊而不是阔筋膜。这种类型的悬吊伸展性好，可以更好地闭合眼睑和保护角膜，还可以尽量减少与暴露有关的问题。

四、手术技术

(一)结膜-Müller 肌切除术

患者被麻醉后，在上眼睑中央注射少量局部麻醉药。常用 0.5%布比卡因（布比卡因，阿斯特拉制药公司，Wayne，宾夕法尼亚州）和 2%盐酸利多卡因（利多卡因，阿斯特拉制药）等量混合。将 4-0 的牵引缝线置于睫毛上方中央，使用一个 Desmarres 眼睑拉钩来固定上眼睑。用高温烧灼标记 Müller 肌切除的预定量（图 5-1）。用钳子夹住结膜和 Müller 肌，然后松开肌肉。在灼烧标记与上睑缘之间放置一个 Putterman Müller 肌切除夹并将其关闭，切除夹只夹住结膜和 Müller 肌（图 5-2）。用一根 6-0 双臂的普通肠线在钳缘旁 1.5mm 做连续水平褥式缝合（图 5-3）。用 $15^{\#}$ 手术刀把钳子上的组织切除。切除时在夹钳和刀片之间保持金属与金属接触的感觉可以防止切断缝合线（图 5-4）。这些缝线穿透眼睑全层到达皮肤，然后用一小片

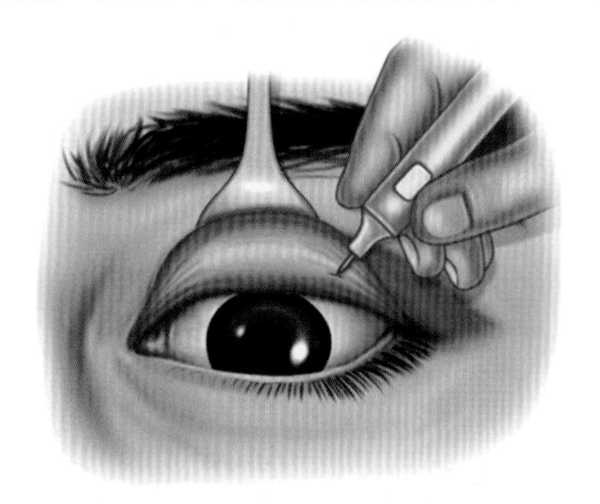

图 5-1　烙痕位于上睑板边缘的预定距离处

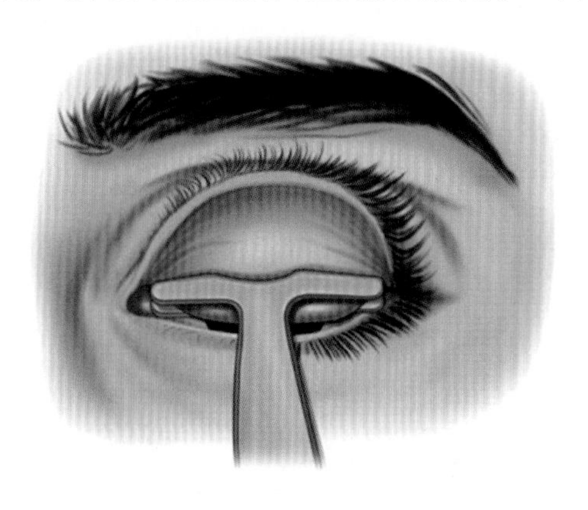

图 5-2　放置一个夹子，夹住结膜和 Müller 肌

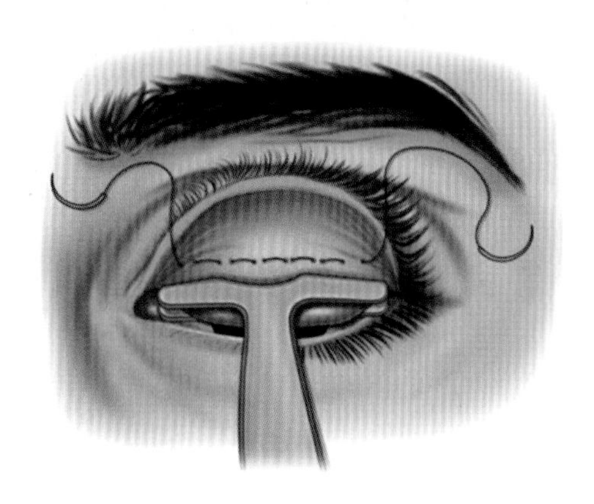

图 5-3　用一根 6-0 的普通肠线于夹子上方做连续褥式缝合

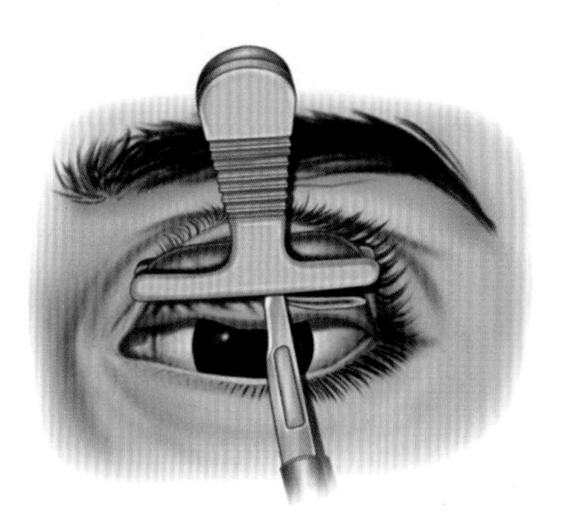

图 5-4　用刀片切除夹钳内的组织，保持金属贴金属的感觉，以减少切断缝线的可能

手术胶带将缝线固定在合适的位置。固定用的胶带在1周内拆除，如果需要的话可以对缝合处进行修剪(视频5-1)。

(二)上睑提肌提升术

在上睑横纹处标记手术切口，当皮肤切除时，使用缩放技术或至少留下20mm垂直长度的上睑皮肤来减少眼睑闭合不全的风险。在标记区域内注射肾上腺素和0.5%布比卡因与等量2%利多卡因的混合液。少量的麻醉药可以防止眼睑变形，以避免对术中评估眼睑高度造成麻烦。手术应使用15#手术刀做切口，用Westcott剪去除肌皮瓣。在角膜之上的眼睑区域，应将肌皮瓣分离出5mm以露出睑板。

当眼睑向下牵引时，通常可见上睑提肌腱膜的边缘位于眼眶脂肪的深处。腱膜的边缘或眼眶脂肪的深处应向下牵引，而它们前面的组织应垂直向外牵引。用Westcott剪于腱膜的边缘平行剪开两把钳子之间的组织(图5-5)，这种方式可以避免损伤腱膜。暴露上睑提肌腱膜并将其与眶中隔分离(图5-6)。这一步很重要，为分离隔膜眶中隔或分离不彻底会导致眼睑闭合不全。在上睑缘的下方，用6-0的丝线或5-0的聚丁烯酯线(Novafl)穿过睑板的部分，在距离进针口约5mm处出针(图5-7)，翻转眼睑可以确定缝线没有穿过睑板全层。使用褥式缝合将上睑提肌腱膜暂时固定(图5-8)。将一根约6英寸(1英寸=2.54cm)4-0的丝线置于6-0丝线下。当需要进行调整时，可以将这个松结缝线向上牵引，以松开褥式缝合处；这个缝线将在褥式缝合最终打结前去除。患者取坐姿并睁开眼睛；在手术台上轻微1mm左右的过矫正是可取的(图5-9)。缝合线可以松开或收紧，也可以进行更大范围的腱膜缝合以获得更合适的上睑高度。如果需要调整眼睑轮廓，可以进行中间或侧面缝合。随后患者再取仰卧位，将缝线系好。最后用6-0聚丙烯线(Prolene)进行皮肤缝合，用手术胶带固定伤口，缝线将在1周内拆除。在术后48小时内，患者清醒时每小时都应冰敷15分钟(视频5-2)。

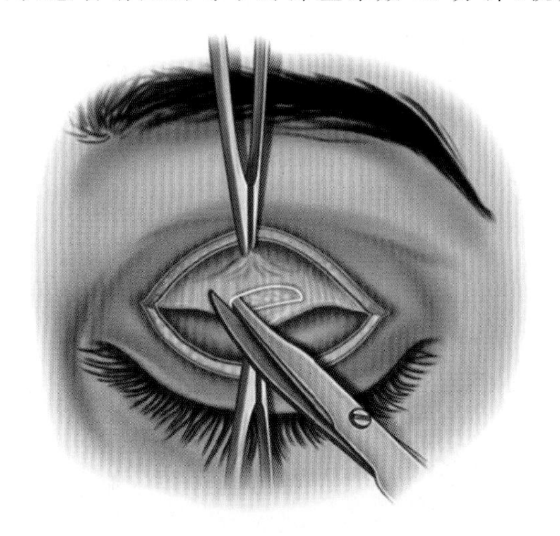

图5-5 Westcott剪用于切割眶隔

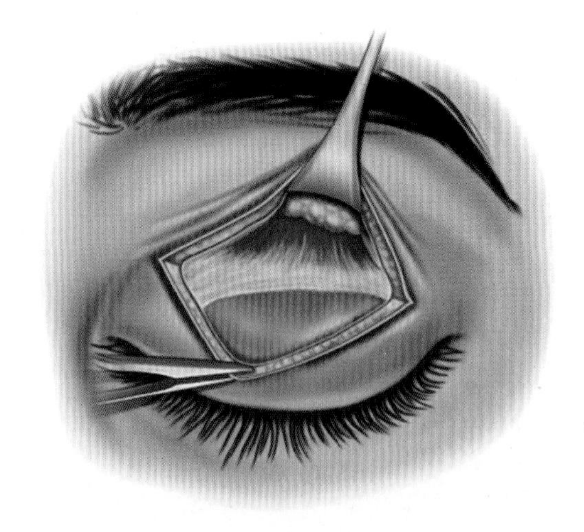

图5-6 将眼睑稍分离即可见上睑提肌腱膜

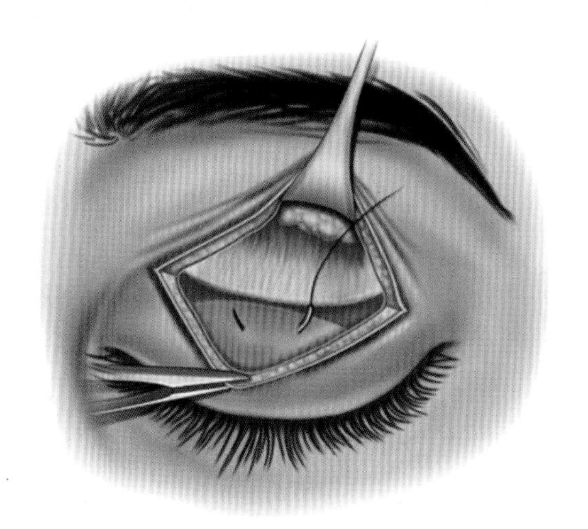

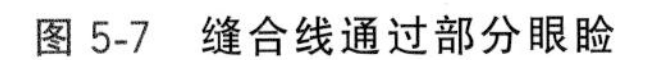

图 5-7　缝合线通过部分眼睑

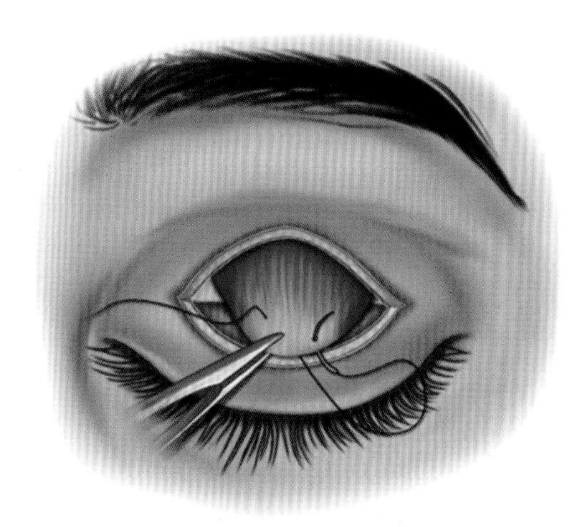

图 5-8　缝线两端都穿过上睑提肌腱膜的边缘

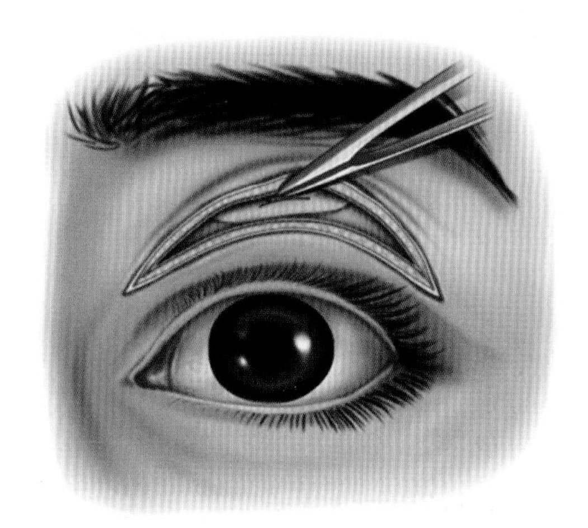

图 5-9　当患者清醒、坐位时，判断他们的眼睑高度

(三)上睑提肌切除术

根据患者的年龄，可以使用全身麻醉或局部麻醉。首先对眼睑皱褶进行标记，并注射肾上腺素和 0.5%布比卡因与等量 2%利多卡因的混合液。皮肤和眼轮匝肌用 15# 手术刀做切口。Westcott 剪用于解剖眶中隔(图 5-10)，暴露出潜在的上睑提肌。用 Westcott 剪将结膜、Müller 肌和上睑提肌于上睑板边界、睑板的内侧缘向上提起，用 15# 手术刀切开这些组织。稍后在睑板的末端做同样的切口(图 5-11)。将上睑下垂上睑提肌切除术用的 Putterman 夹置于睑板上，夹起上睑提肌、Müller 肌和结膜。用 15# 刀将这些组织从上睑板边缘分离出来。要在钳子的内侧和末端做通过这些组织的垂直切口，从内、外两侧对 Müller 肌和上睑提肌进行精细解剖(图 5-12)。这些解剖线不应该会聚，如果会聚解剖线将产生不可预测的结果。解剖的程度取决于所计划切除的上睑提肌的长度。术中应保留上睑提肌的角，避免用剪刀进行长距离剪切，而应在上睑提肌的两侧交替做小的切口把肌肉暴露给主刀医师，这样也不会切断上睑

提肌的角。将结膜从 Müller 肌(图 5-13)的底部分离并用 6-0 的肠线将其与上睑缘重新缝合。从上眼睑上方取下一条眼轮匝肌。用一根双臂 6-0 的聚乳酸 910(薇乔)缝线从眼睑上缘以下几毫米处穿过部分睑板后再以褥式缝合的方式穿过上睑提肌的预定位置。这根缝线会暂时被扎起,然后检查眼睑高度。如果高度合适,缝线会暂时被放松以便更容易地缝合剩余的缝线。在内侧和外侧进行同样的缝合,缝合预留的切除范围应与中央保持一致。中央的缝线先固定,两侧的缝线暂时固定(图 5-14)。这些缝线会影响眼睑的轮廓,可以通过改变切除的肌肉的长度

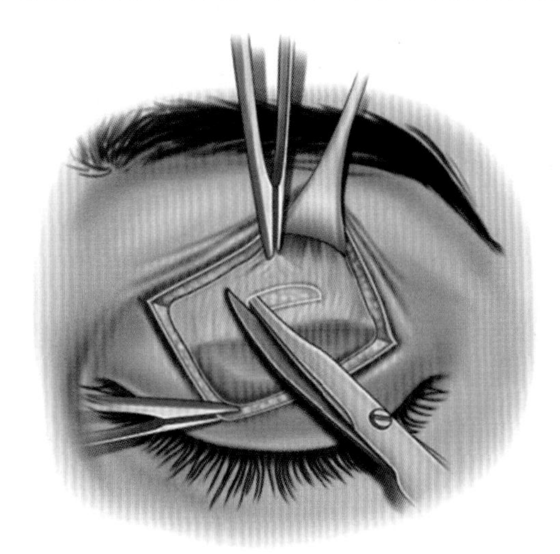

图 5-10　打开眶中隔,暴露上睑提肌腱膜

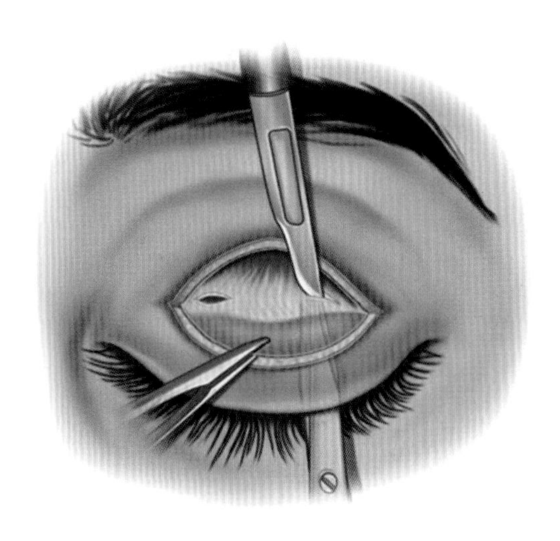

图 5-11　将 Westcott 剪在睑板上缘向上推,用刀片切开结膜、Müller 肌和上睑提肌腱膜形成切口

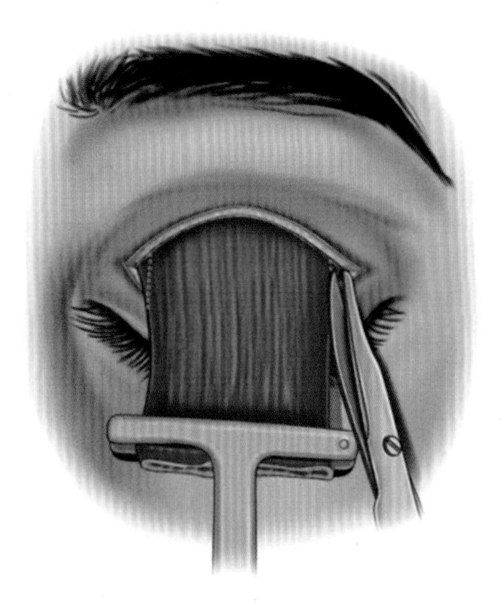

图 5-12　通过 Müller 肌和上睑提肌腱膜的内、外侧向上方进行解剖

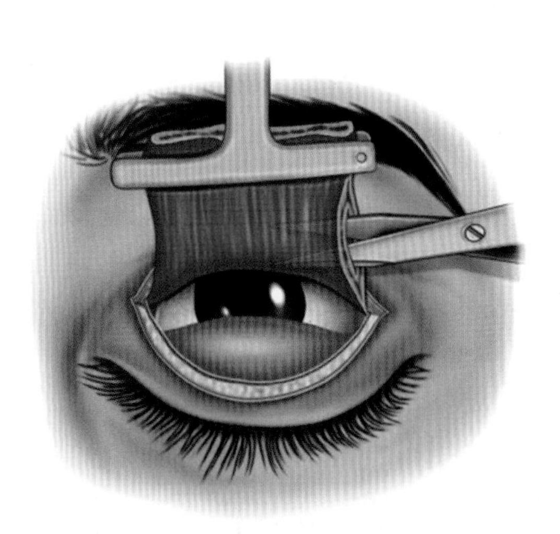

图 5-13　将结膜从上睑提肌腱膜上剥离

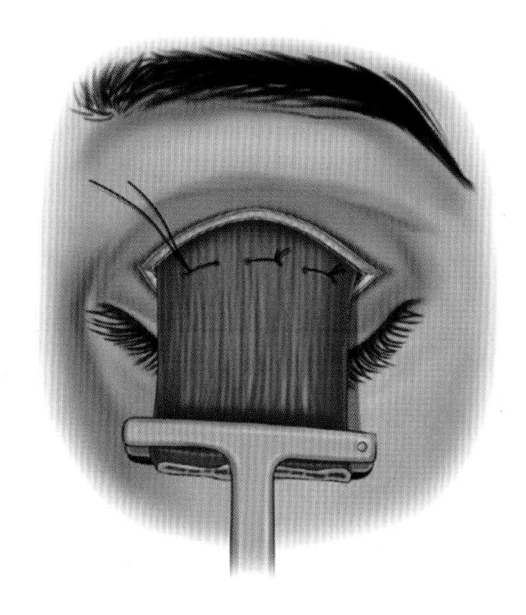

图 5-14 为了控制眼睑的高度和轮廓，通过预先确定的切除上睑提肌的长度做 3 处缝合

达到理想的眼睑轮廓。一旦获得适当的内侧和外侧眼睑轮廓，就可以将两侧的缝线打结以彻底固定。被提起的上睑提肌和 Müller 肌用止血钳固定并切除。用 6-0 的 Prolene 线或 6-0 的普通缝线连续或间断缝合皮肤，皮下可以用 6-0 的 Prolene 线缝合。在皮肤关闭之前将皮肤边缘和上睑提肌升高了的边缘进行 3 次深凿，以重新形成眼睑皱褶。眼里使用眼膏并用眼罩进行 24 小时的适当压力的包扎。术后 1 周内拆除缝线（视频 5-3）。

（四）硅胶条额肌悬吊术

根据患者的年龄，使用全身麻醉或局部麻醉，做一个菱形标记。在睫毛的上方眼睑部需做内、外两个切口，每个切口长 3mm。两个切口的中间距离为 6mm，位于角膜中心的上方。通过在每个标记下放置棉签可以提起眼睑并检查和调整所需要的眼睑位置。还要做 3 个额部的切口，中间的切口在角膜的正上方，位于眉毛上方约 1cm 处。内侧和外侧的额部切口在各自的眼睑切口的上方。局部注射肾上腺素和 0.5%布比卡因与等量 2%利多卡因的混合液后在额部和眼睑区域切开皮肤和肌肉做上述小切口。通过中间的眉部切口在额肌下做潜在的切口，这个切口将使硅胶条的结容易隐藏。如果内侧额部切口太深可能会损伤眶上神经。用一根筋膜针传递直径 1mm 的硅胶条。针从颞侧眼睑切口穿过到内侧眼睑切口，在眼轮匝肌下穿过，停留在睑板的上方。一定要注意眼球在哪里并且关注针的位置。将硅胶条穿过针眼并取出筋膜针（图 5-15）。用同样的方法将硅胶条从颞侧眼睑切口传递到颞侧额部切口。通道平面为紧贴眼轮匝肌的深面。然后，将硅胶条从内侧眼睑切口传递到内侧额部切口。来自内侧和颞侧额部切口的硅胶条被传递到中间的额部切口（图 5-16），然后打第 1 个方结时将硅胶条与筋膜系在一起。清醒患者应取坐位来判断眼睑的高度，可以有轻微的过度矫正。

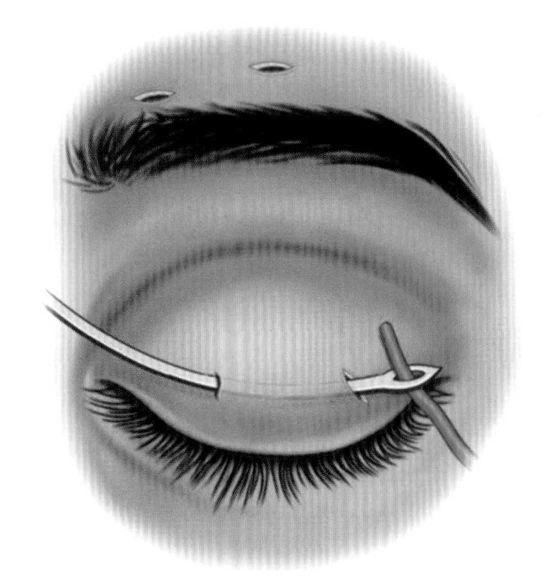

图 5-15　将硅胶条通过一个 Wright 筋膜针从颞侧眼睑切口到内侧眼睑切口

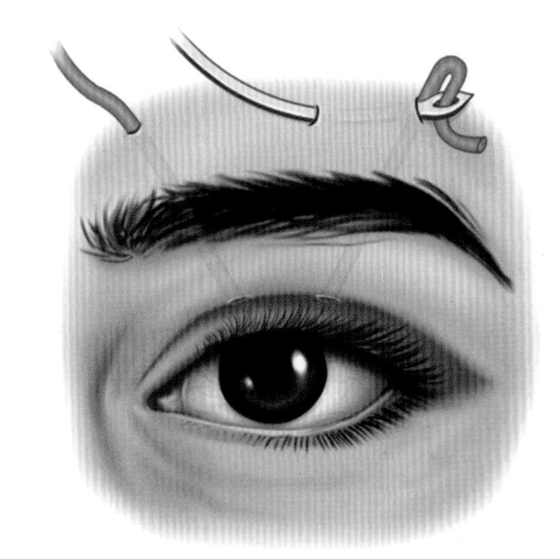

图 5-16　将硅胶条从内侧和颞侧眼睑切口进入内侧和颞侧额切口，然后再到额中心切口

如果患者处于麻醉状态，则将眼睑高度调整到预计合适或稍高的位置。在判断眼睑高度之前，很重要的一点是需把暂时系紧的阔筋膜结塞进先前预留的额肌切口中。一旦眼睑达到合适的高度，眼睑轮廓也没有问题，就将阔筋膜的方结打死(图 5-17)，并埋在中央切口处。用 6-0 的普通缝线缝合切口。眼里使用眼膏并用眼罩进行 24 小时的适当压力的包扎。保持眼部润滑，尤其是在夜间的眼部润滑，对于预防术后早期的角膜并发症很重要(视频 5-4)。

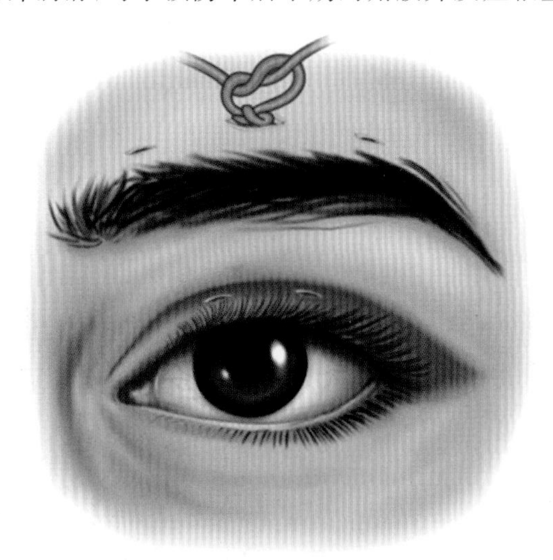

图 5-17　将硅胶条打一个简单的方结

(姜　楠　梁荣斌　张雨晴　译)

第6章 眼睑重建

Geoffrey J. Gladstone, Frank A. Nesi

一、病因

(一)疾病概述

眼睑缺陷需要精确闭合以保持眼的正常功能和外观。缺陷的修复取决于它们的位置和程度。涉及皮肤和眼轮匝肌的浅表组织可能需要简单地闭合或展开皮瓣或移植。全层眼睑损伤需要对可用的周围组织进行精确评估,并在几个层面上关闭眼睑。对眼眶更深的伤害可能损及泪道引流系统、眶骨或眼球本身的探查和修复。评估和修复这些微妙的结构需要对区域解剖学的基本知识,以及对重建技术的透彻理解。

眼科整形外科医师遇到的最常见的眼睑缺陷是那些全厚度的。可以使用经典的"三缝"或其他方法封闭没有小管受累的简单垂直全厚度撕裂。涉及组织损失的撕裂则会带来更大的挑战。许多修复组织缺陷的重建技术不仅依赖于缺陷的程度,而且还依赖于周围组织的质量和可用性。

(二)患病率及其意义

眼睑缺损通常由外伤或手术切除肿瘤引起。由此产生的缺陷可能是少量表面组织的损失,或者是全部眼睑缺损。去除小的眼睑边缘肿块通常需要外科医师准备具有均匀边界的五边形楔形缺损。然而,使用莫氏显微手术切除大的病变及恶性肿瘤通常具有大的缺陷和不规则的边界。

在某些具有先前存在疾病的个体中,修复可能更困难。具有先前辐射暴露或其他皮肤病患者可能在不同程度的皮肤上具有显著的组织收缩或破坏。例如,在辐射暴露或带状疱疹皮炎后可能存在全层组织瘢痕。主要由皮肤引起的前板层缺陷存在于许多皮肤病中,包括多种类型的皮炎和许多结缔组织疾病。另一个需要考虑的重要因素是某些重建手术限制了特定患者的手术成功率。例如,接受过放射治疗的个体可能无法接受游离移植物(皮肤或其他自体物质)。

患者的皮肤质量和松弛程度各不相同。那些皮肤过多和"松散"的眼睑有明显的眼睑肌腱松弛倾向于老年患者,他们将拥有比典型的年轻患者更多的可用组织。可用的组织越多,眼睑缺损的修复通常会更加容易。有眼睑手术史、烧伤史或接受过放射治疗的患者往往具有较少的松弛和可移动的眼睑。此外,具有限制皮肤弹性或活动性的皮肤病患者可能需要更复杂的重建。

（三）亚型

先天性视盘缺损涉及部分眼睑（通常是上眼睑）的全厚度损失。这些罕见的缺陷通常不会导致功能障碍，并且很少发生明显的角膜病变。先天性视盘缺损可能呈现圆形上边界，包含少量正常睑板。在重建过程中应去除这种残留的睑板以允许适当的组织并置，并且避免在上部伤口边缘处凸起的组织变形。如果出现角膜暴露的迹象或症状，可以开始修复大多数的视盘缺损。大多数外科医师宁愿延迟治疗，直到婴儿至少 6 个月大。

全层创伤缺损比先天性缺陷更常见。通常，涉及眼睑皮肤小区域的撕裂与睑板大的垂直撕裂相关。撕裂可能垂直于眼睑边缘，或者它们可能是不规则的并且高度成角度。创伤性缺陷通常涉及所有组织存在但可能难以定位或识别的情况。当大量组织缺失或严重受损时，必须制作并游离皮瓣。

在肿瘤摘除期间，当创伤导致内侧下眼睑区域撕裂时，可能需要同时修复泪小管系统。泪小管系统的撕裂是眼睑创伤的常见亚型。在怀疑对该区域造成创伤时，必须检查泪道引流系统。泪小管外伤可能由直接创伤和间接创伤引起。应在直视下检查排水系统，并在开始修复之前进行泪小管探查和引流。有经验的外科医师应在受伤后的几天内进行修复。虽然一些单个功能性泪小管受损的患者无症状，但许多患者在某些情况下会出现溢泪。

在泪小管区域进行手术时，外科医师应在开始手术之前将 Bowman 探针放置在泪小管内。外科医师用探针判断泪道系统的位置，从而避免对泪小管造成不必要的伤害（视频 6-1）。

（四）病理生理

适当的眼睑重建需要对所涉及的结构进行彻底的术前评估。外科医师应考虑 5 个基本眼睑成分的完整性和关系：前板（皮肤和眼轮匝肌）、后板（睑板和结膜）、眼睑肌腱、泪小管和上睑提肌。

眼睑皮肤，主要是因为其真皮层薄，是身体最薄的皮肤。虽然这种特征可以让切口快速愈合，但是这也给外科医师试图找到具有适当颜色、纹理和厚度的皮瓣的合适供皮区变得困难重重。眼睑重建中的常见供皮区是其他眼睑皮肤、耳前和耳后皮肤，锁骨上皮肤和前臂皮肤。全厚皮片通常用于眼睑手术中，单独使用或与皮瓣一起使用，以修复 1～5cm 的缺陷。全厚皮片包括两层皮肤：表皮和真皮，以及少量的皮下脂肪。

眼睑皮肤，尤其是对侧眼睑，往往是眼睑缺陷的最佳匹配。上眼睑皮肤总是为对侧上眼睑提供最佳匹配。供体组织的第二选择通常是眼睑皮肤。对于一些患者，特别是年轻人或大面积需要修复的患者，可能无法获得足够的眼睑皮肤。眼睑的优选供体部位通常是耳后沟，其皮肤在眶周区域愈合良好。对于下眼睑的移植物，耳后皮肤可以基于其更大的厚度而匹配良好。来自耳前、锁骨上或前臂区域的较厚区域可提供适当的供体组织以修复眶周区域外的缺陷。大的缺陷可能需要多个皮片来修复。

内、外眦韧带通过将睑板连接到眶骨的骨膜而为眼轮匝肌提供结构支撑。来自内眦韧带的纤维插入前泪腺和后泪腺。插入泪腺后嵴的深层纤维充当纵深前轮匝肌的前缘，也可作为后锚。在内眦区进行成功的重建手术需要重建这种重要的关系。

外眦韧带主要由上、下睑板连续的纤维束组成。外眦韧带位于 Whitnall 眶外结节的外侧眶缘内侧。在下眼睑重建过程中，外科医师必须识别该韧带的后方。由上眼睑和下眼睑结合形成的外侧眦角比内侧眦角高约 2mm。

外科医师应考虑眼睑创伤后泪道引流系统的完整性。上眼睑和下眼睑中的泪点分别位于泪囊外侧 8mm 和 10mm 处。如果创伤发生在这一点的内侧,则有更高的损伤概率。泪小管被埋在眼轮匝肌内,在最初的 2mm 处是垂直的,然后变成水平的,称为壶腹的直角扩张。

上睑提肌起主要提升作用。创伤后,上睑提肌可能会从睑板中脱落。这种开裂可以通过识别在试图向上凝视时缩回的白色腱膜来检测,应进行修复。

眼睑缺损的重建需要遵守基本的手术原则。如果没有足够的组织可用于直接闭合,则动用局部组织或提供游离皮瓣。对于全层眼睑修复,必须保留前、后两层睑板。游离皮瓣可用于补充前、后睑板,但不应使用单独的游离皮瓣来重建单个全层眼睑。

二、临床评估

(一)病史

虽然眼睑缺损的直接原因通常不难发现,但有几种情况可以决定术前评估的方式。在创伤之后,损伤机制可以确定伤口的深度及是否存在异物。视力下降可能对全眼球或视神经造成伤害。复视、感觉过敏、球形位置异常、鼻出血或眼眶运动过程中的疼痛可能与眼眶骨折有关。如果损伤是由动物咬伤引起的,则应确定动物的狂犬病免疫状态。如果在肿瘤切除术后发现伤口,外科医师应确认所有边缘均无肿瘤。

应明确眼睑受伤或手术史。先前手术或创伤的患者可能具有非典型的解剖学标志。应询问患者过去发生的任何不规则伤口的愈合情况。应确定任何先前眼部损伤的病史,以及已知的过敏性疾病和用药史。

(二)检查

应对所有眼外伤或眼眶外伤患者进行彻底的眼科检查。通常伤口似乎是表面的,但检查显示伤口可能更深。当眼睑发生撕裂时,通常很容易识别。然而,并发的钝性创伤可能导致额外的骨折、肌腱和其他软组织损伤,以及许多眼内缺陷。外科医师应对眼睛进行全面评估,然后检查周围的软组织附件、眼眶和面部。

检查应从评估眼睛开始。应检查视力、瞳孔反应和眼压。应完成裂隙灯和扩张的眼底检查。眼睑水肿和患者不适可能会限制外科医师评估眼球的功能,并且可能需要在组织愈合时重复评估。

评估软组织附件应确认撕裂的深度和程度。如果涉及眼睑边缘,还应检查后睑板并记录撕裂的长度。应检查眼睑的位置和功能,尽管水肿和不适可能会影响外科医师评估上睑提肌的功能。如果脂肪出现在伤口深处,外科医师可以认为隔膜已被侵犯,并且涉及眼眶的可能性高。

应密切检查泪小管系统附近是否有裂伤。如果存在裂伤,通常可以看到断裂的泪小管。如果对泪小管是否断裂有任何疑问,应对该系统进行探查和引流。即使存在对该区域钝性创伤的建议,探查和引流也适合评估泪腺系统的连续性。

外眦角的位移或"成圆"表明外眦韧带腱损伤。如果内眦移位,则泪小管损伤的发生率更高。泪点的侧向移位是泪小管损伤的另一个迹象。

眼眶检查包括评估所有凝视区域的眼外肌功能。应测试面颊的感觉迟顿,触摸眼眶边缘以检查骨性畸形。眼球突出和明显的眼睑紧绷可能表明眼眶出血。眼球位置异常(特别是眼球向下移位)可能表明骨折。咀嚼或张口时的疼痛，或面部颧骨隆起，可能与颧骨骨折有关。如果怀疑有骨折或异物，应在眼睑重建前进行直接轴位和冠状位 3mm 切口的 CT 扫描。

(三)诊断性检查

经过检查，外科医师可以确定眼睑缺损的程度。如果仅前睑板受伤，则可简单闭合、制作和植皮，或游离皮瓣。对于少量或无组织损失的全层撕裂，应尝试使用经典的三缝合技术直接闭合。对于两睑板显著损失的较大缺陷，需要先进的重建技术。

外科医师关闭大型缺损的首选方法通常是使用局部组织。在具有良好肤色和皮肤、肌腱无松弛的年轻患者中，很少有局部组织可使用在老年人中，可以通过直接闭合或小皮瓣来闭合大的缺陷。

外科医师应评估患者的肤色和质量。如果患者已经进行了手术、创伤或放射治疗，或者有皮肤病史，那么患者可能只有很少的皮肤可用于皮瓣制作。

(四)临床决策

最简单的皮肤撕裂可以通过直接闭合修复。如果可以，切口或修复的方向应沿着松弛的皮肤张力线，使瘢痕不太明显。当大的水平伤口闭合时，必须注意不能翻转眼睑边缘。

全层眼睑撕裂可以通过直接闭合修复。如果伤口边缘不规则，应用剪刀切除，并以五边形楔形处理伤口。然后可以用经典的三缝或其他技术封闭边缘。

对于泪小管系统的撕裂，应检查泪小管并用硅橡胶管插管。当管道处于轻微张力下时，伤口边缘移动紧密并置。虽然泪点内侧没有睑板，但是多处浅表缝线及通过外眦肌腱放置的可吸收缝合线进行边缘缺损的类似闭合(图 6-1)。

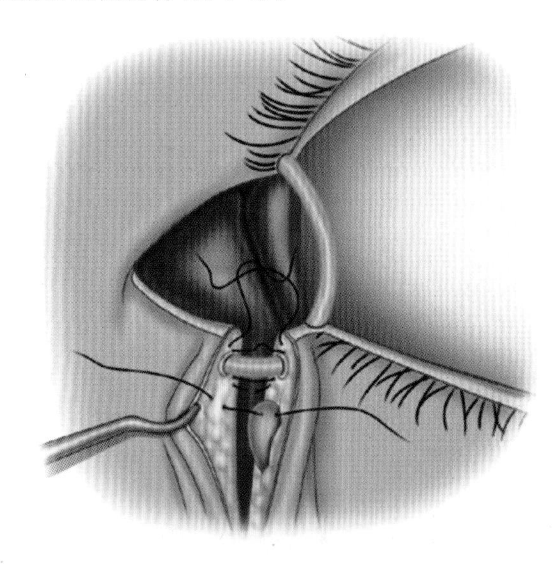

图 6-1　插管后的泪小管系统和放置皮肤缝合线后，缝合肌腱和泪小管

对于眼睑的小缺损(25%)，直接闭合通常适合于将伤口边缘整合而不会在缝合线上施加过度的张力。然而，在年轻患者中，即使是小缺陷的修复也可能需要其他方法的帮助。外科医师可以通过用镊子夹住伤口边缘并轻轻地将它们拉到一起来评估组织的可用性以便直接闭合。如果边缘可以容易地贴合，则说明存在足够的组织用于闭合。

对于老年人中的大多数中度（≤40%）眼睑缺陷，以及年轻患者的小缺陷，可以通过从眶缘释放外眦腱的附着来移动外侧的伤口边缘。外眦切开术包括切开外眦腱，这为下眼睑提供了少量的活动性。较差的眼睑松解从其与眼眶边缘的附着释放相应的眼睑肌腱。眦切开术是一种“可滴定”的程序。随着更多的眼睑纤维被切断，眼睑获得显著的活动性。

过大的缺陷可以通过眦切开术来闭合，也可以用侧半圆瓣闭合。该方法基于眦切开和眦裂的概念，但它还游离外眦外侧的皮肤。半圆形皮瓣可用于重建成人中高达50%的眼睑缺损。

在侧向组织前移不能闭合的较大缺损中，通常是超过50%眼睑缺损，可以制作结膜皮瓣。对于全层上眼睑缺损，可以从下眼睑制作下眼睑皮瓣。这种被称为Cutler-Beard桥瓣的手术可将皮肤、肌肉和结膜推向上部缺损。为了保持上眼睑的稳定性，可以在结膜层的前面放置自体软骨移植。

对于全层下眼睑重建，来自上眼睑的睑板瓣和结膜可提供足够的后板（Hughes手术）。由于上睑板的垂直高度约为10mm，因此小段的转移不会显著改变眼睑的完整性。皮肤可以从剩余的下眼睑向上推进或从上眼睑或耳后区域移植。

由于存在泪道引流系统，内眦区的重建通常是复杂的。缺陷大的内眦修复可能需要从上眼睑形成一个睑板皮瓣，用全厚皮片来代替皮肤缺损。由于该区域的轮廓限制，以及缺乏足够的皮肤，因此通常难以用皮瓣修复。对侧上眼睑皮肤或耳后皮肤通常是最佳搭配。当存在小的内眦缺陷时，外科医师可以选择辅助治疗以促进愈合。当伤口护理恰当时，该区域通常愈合得非常好。如果产生瘢痕，则可以切除瘢痕然后重建。

三、处理

（一）医疗选择

在重建之前，应用抗生素软膏保持伤口湿润，保护角膜不受暴露。建议经常在眼表面涂抹润滑剂滴剂或软膏。

面部的一些区域可通过二级愈合良好。这些区域包括鼻子和耳朵的凹陷区域，颞区和眉间区域及内侧眼角。如果存在大的缺损，用“荷包线”缝合线进行部分伤口闭合可以缩短愈合时间。伤口应用抗生素软膏保持湿润，直至上皮层完全形成，这可能需要数周或数月。伤口应每天清洁2次，以清除碎屑和结痂。如果二级愈合治愈效果不好，则可以在任何阶段中断该过程并开始重建。

（二）手术治疗方案

大多数外科手术在静脉镇静下于手术室中进行。用2%利多卡因与肾上腺素局部麻醉，同时对所有患者进行适当的无菌准备和覆盖。

1. 眼睑肿瘤的五角切除，直接闭合　通常，具有中度或明显眼睑松弛的患者，可以在肿块切除后直接闭合小的全层眼睑伤口。当没有明显的组织损失时，也应对涉及边缘的全层眼睑撕裂进行相同的经典三缝合技术。该方法提供安全的伤口闭合和眼睑边缘的外翻，允许边缘改变其光滑的轮廓。在初始修复期间，应通过切除不规则边缘将伤口边缘转换成五边形结构。

在切除边缘肿块之前，应标记病变的边界。如果怀疑是恶性肿瘤，切除范围应扩大（图6-

2，视频 6-2）。用 11# 刀片通过边缘创建垂直切口。切口沿着垂直标记的下方开始，并通过整个眼睑前进，注意避免损坏眼球。刀片通过边缘向上推进，以创造光滑的伤口边缘。如果切口的整个垂直臂未完成，则刀片可以反转并且切口向下延伸到适当的水平。用 Westcott 剪完成五边形切口。

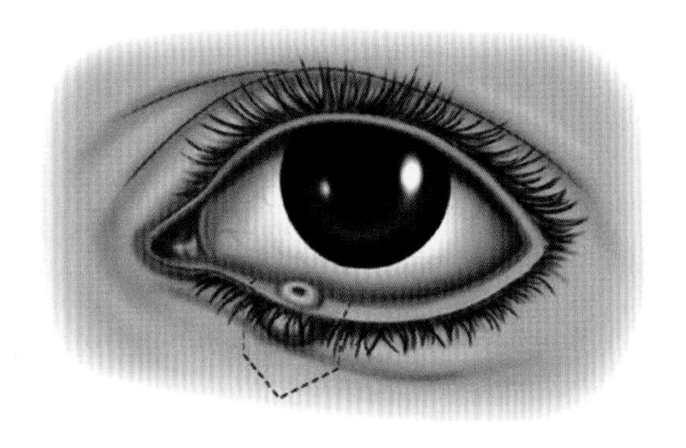

图 6-2　肿块以五边形的形式勾勒出适当的边距

边缘修复包括在中线后方的眼睑边缘放置 6-0 Vicryl 埋入式水平褥式缝合线。从深层的伤口边缘到浅层的伤口边缘缝合线的初始咬合距离约为 1.5mm。将针反转，并从伤口边缘 2.5mm 处浅表到深处。缝合线的第二臂以相同的方式通过缺损的相对侧（图 6-3）。

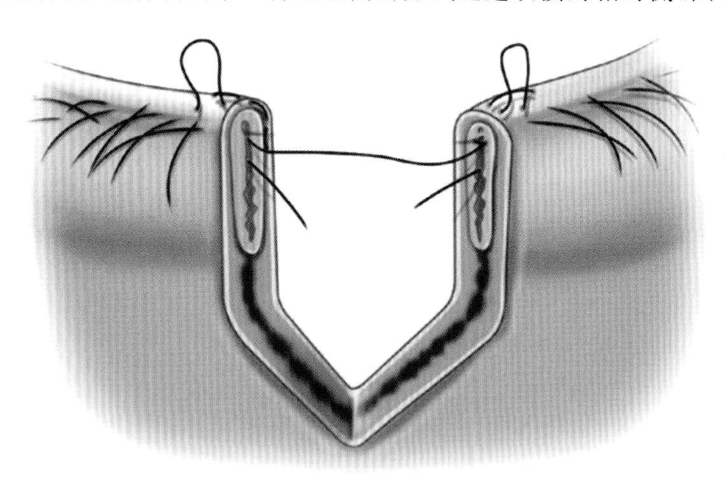

图 6-3　将 6-0 Vicryl 缝合线置于眼睑边缘和前排上睫毛

最重要的是将缝合线放置在缺损的相对侧上的完全相同的深度。这可以完美地调整眼睑边缘。外科医师或助手可以穿过缝合线的两端以将边缘缝合在一起，从而确认边缘移动到良好位置，并且伤口不会处于过度张力下。如果边缘没有正确对齐，应折除缝线并重新缝合。如果过度张力持续存在，则应实施其他重建技术。

外科医师可以缝合边缘缝合线以验证伤口处于最小张力下并具有适当的对齐。用一个或两个 6-0 Vicryl 缝合线简单、间断闭合睑板，以部分厚度的方式放置以避免对角膜的刺激。对于上眼睑伤口，可以使用另外的缝线来稳定较大的睑板。缝合这些睑板通常为整个伤口提供足够的深层组织支撑，并且不需要额外的深缝合。另外，6-0 Vicryl 缝合线现在可以简单的方式放置在前排睫毛上。此时眼睑边缘应稍微外翻。在愈合阶段，随着瘢痕收缩，边缘将变得均匀。可以放置几种可选的皮下 Vicryl 缝合线为皮肤闭合提供额外的支撑。用 6-0 普通肠线闭合皮肤（图 6-4）。利用这种技术，可以实现出色的眼睑边缘外翻，并且不需要剪线。

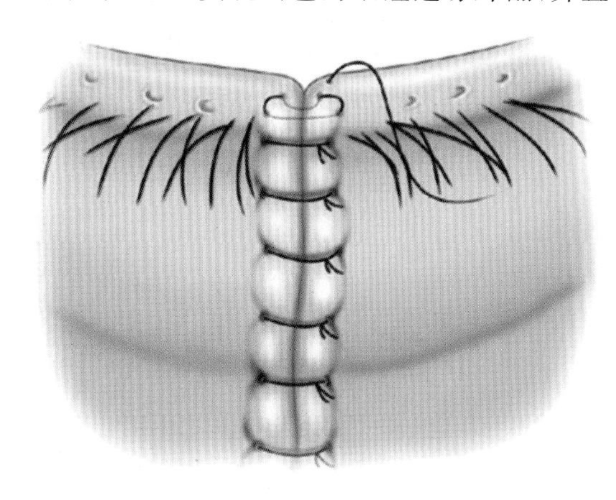

图 6-4 额外的边缘缝合线位于前眼线处。缝合皮肤

2. 眦切开术　当大部分眼睑缺失（约 1/3）并且不可能直接闭合时，通常需要额外的水平延长。在下眼睑中等大小的肿瘤切除术后经常发生这种情况。伤口闭合所必需的组织常需眦切开术。在这些步骤中，外侧眼角被切开（眼角切开）并且上脚或下脚部分或完全从眶缘的骨膜中释放（眼角溶解）。

弯曲 Stevens 腱切断术用于将外眦切开至眼眶边缘，完成侧向切除术（图 6-5）。许多外科医师更喜欢用止血钳“挤压”外侧眼角，该止血钳水平放置在外眦角，其中一个器械刀片在结膜表面上，一个在皮肤上。将止血钳向后推进，直到触诊侧眶缘，然后收紧几秒以压迫眼角。这种操作可以帮助止血并可沿组织均匀切开。但是，此步骤不是必需的。

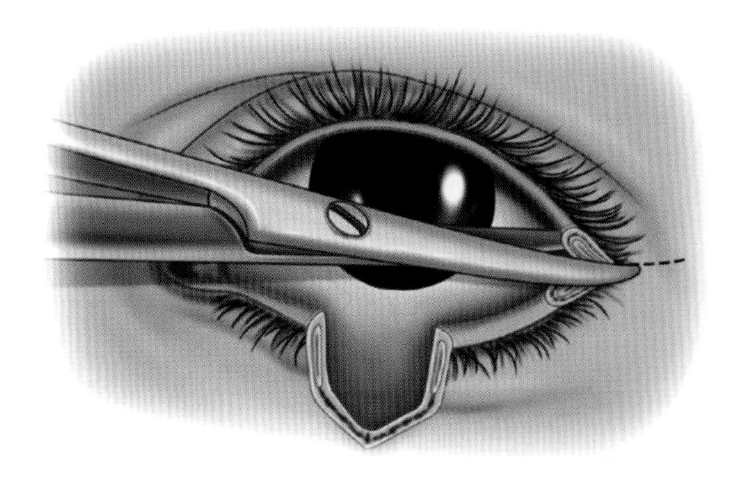

图 6-5 用剪刀完成侧向切角

虽然眦切开术可能只提供几毫米的水平度，但通常需要进行眦切开术以提供足够的水平组织移动性并闭合下眼睑缺陷。然后用镊子或小皮钩抓住缺损的侧缘，并将其拉向相对的伤口边缘。如果边缘不在同一位置，则应进行眦切开术。

眼睑的外侧部分可以用钳子抓住，并且向外、向内轻轻地伸展，以在外侧腱肌筋的下端施加张力。通过切口处放置 Westcott 剪，外科医师可以触摸皮肤和结膜之间的眦腱。由于通过肌腱形成小切口，眼睑活动性增加，并且可以闭合眼睑缺陷。每次切开肌腱后，应用齿形钳夹住伤口边缘，并测试缺损的重叠量和张力。这部分手术是可滴定的，通常不需要切开整个肌腱(图 6-6)。

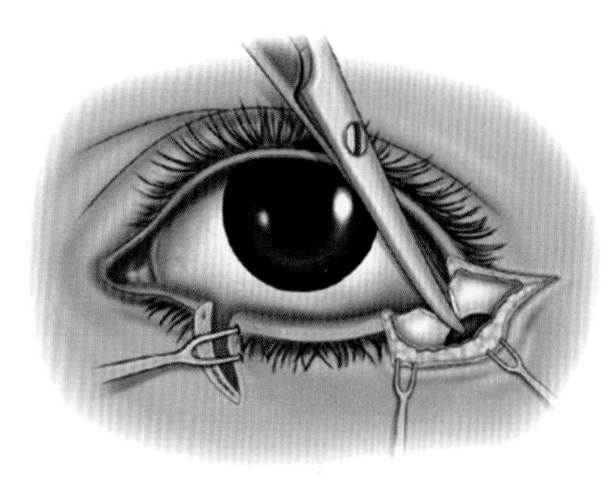

图 6-6 通过在内侧拉伸眼睑并切开相应的眦腱来进行眦切开术

与直接闭合一样，建议使用约 2mm 的重叠，使张力最小。边缘缺陷以五边形楔形封闭。眼睑边缘不需要拆线。

新的外眦角用简单的 6-0 普通肠线重新间断形成(图 6-7)。该缝合线穿过上眼睑边缘的侧边缘，位于前一个外眦角的位置。接下来将缝合线穿过结膜，然后穿过下眼睑外缘的皮肤。打结时，可形成新的眼角。附加的 6-0 普通肠线以闭合左侧皮肤切口。

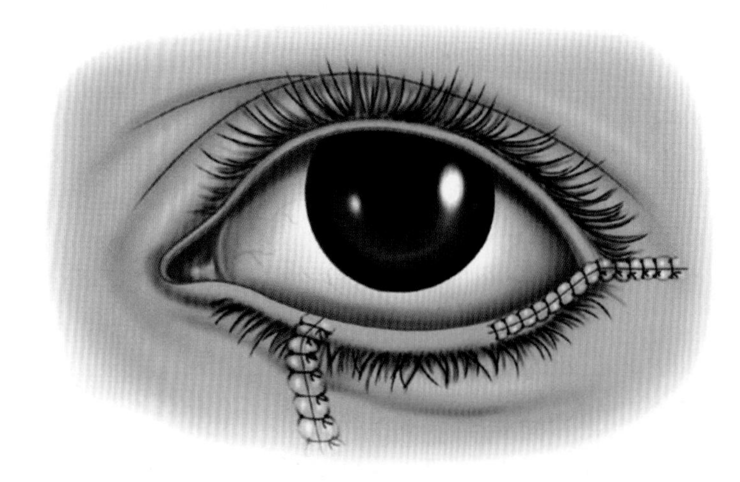

图 6-7 眼睑缺损的闭合方式与五边形缺损相同。外眦外侧角改变，并且闭合皮肤边缘。将结膜缝合到皮肤边缘可改善外侧眼睑边缘

重建下眼睑边缘部分。可将一个或多个埋入的6-0普通肠线穿过皮肤边缘，然后穿过结膜边缘并系紧。这些缝合线可使结膜覆盖新的眼睑边缘的粗糙皮肤，并降低眼睛磨损的风险。无须拆除缝线。

3. “Tenzel”半圆形推进皮瓣　颞侧半圆形推进皮瓣允许外科医师在缺损侧面移动大量的组织，而无须眦切开术。

当伤口的两侧都含有睑板时，半圆形推进皮瓣手术特别有效。切口始于外眦并以半圆形方式暂时延伸。当眼睑旋转和闭合时伤口变平，与面部线条相对应。

在切除下眼睑肿瘤后经常出现颞部半圆形推皮瓣。标准的肿块切除术应用适当的边距标记边界。垂直切口用11#刀片创建，穿过伤口边缘。刀片通过边缘向上推进，以创造平滑、均匀的伤口边缘。用Westcott剪完成病变部分的切除。用缝合线标记标本以确认正确的方向，并将标本送到病理科进行检查。

当外科医师准备好重建眼睑时，会用镊子与组织边缘一起轻轻地向前推进，以估计缺损的大小并确定是否需要动用其他组织用于闭合。在动用Tenzel皮瓣之前，应修剪伤口以形成五边形。

从外眦开始在皮肤上标记曲线。对于下眼睑皮瓣，切口应向上拱起；对于上眼睑皮瓣，切口应向下拱起(图6-8)。一个典型的皮瓣延伸了从眼角到发际线的2/3距离，但可以创建更大的皮瓣。用15#刀片切开皮肤和肌肉。用剪刀解剖眼轮匝肌下面的平面，以移动整个皮瓣。

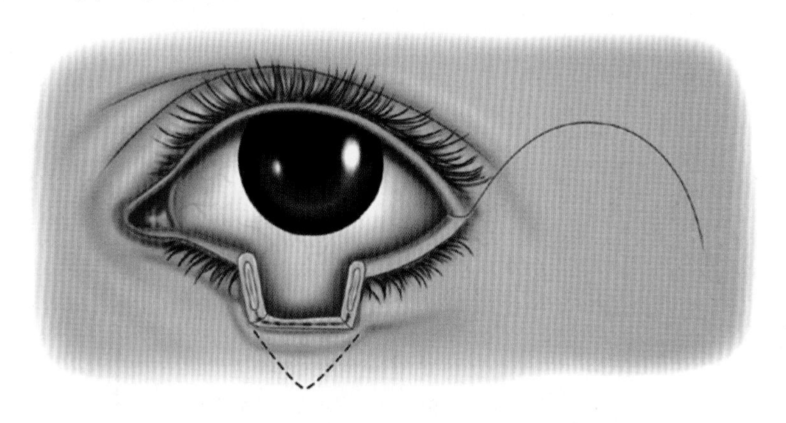

图6-8　大的眼睑缺损被修剪成五边形。外眦切口明显

通过初始切口进行侧向切除术。下眼睑可以通过眦切开术(图6-9)。这些操作应该能为眼睑提供显著的移动性。如果仍然不能使伤口边缘在同一位置，则可以进一步破坏皮瓣以允许皮瓣的最大旋转。当伤口边缘可以在没有张力的情况下闭合时，使用3种6-0丝线缝合技术或已经讨论过的其他技术闭合眼睑边缘。

丝缘缝合技术采用3根6-0丝线。这些缝线被放置在后眼睑边缘、睑板腺孔和睫毛线的后缘。助理穿过其中一个边距将眼睑拉到合适的位置缝合，让外科医师在没有明显伤口张力的情况下缝合其他边缘缝合线。如果边缘看起来具有良好的轮廓，则可将丝线缝合。此时不应剪断缝合线的末端；相反，它们应该用在剩余边缘的缝合。

将1个或2个6-0 Vicryl缝合线以部分厚度的方式穿过睑板并打结。放置几个简单皮下倒置的6-0 Vicryl缝合线以减少皮肤边缘的张力。用6-0普通肠线缝合皮肤。将1根6-0丝

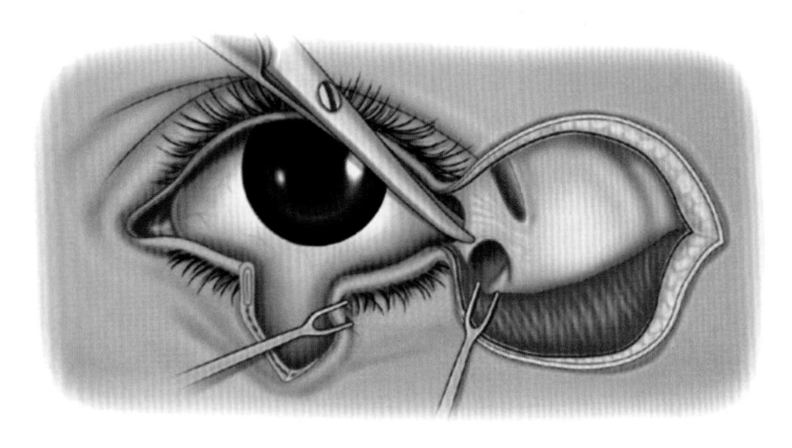

图 6-9 皮肤-轮匝肌皮瓣抬高。完成眼睑切开和眼睑松解术，眼睑活动

线缝合在皮肤上，距边缘 5～7mm。丝缘缝合线的末端向下旋转并与最近放置的丝线相连，以防止边缘缝合线刺激眼球。

新的外眦角是通过从皮肤边缘穿过 6-0 平缝线、眼睑结膜的外侧残余和正常上眼睑的侧缘而形成的(图 6-10)。新旋转的推进皮瓣的后部由肌肉组织构成。潜在的结膜应该被破坏并推进到皮瓣的边缘以形成新的边缘。新的眼睑边缘是从皮肤边缘通过剩余的睑结膜穿过几个埋入的 6-0 普通肠线而形成的。使用游离结膜或颊黏膜移植物的黏膜移植是制备皮瓣后表面的替代方法。

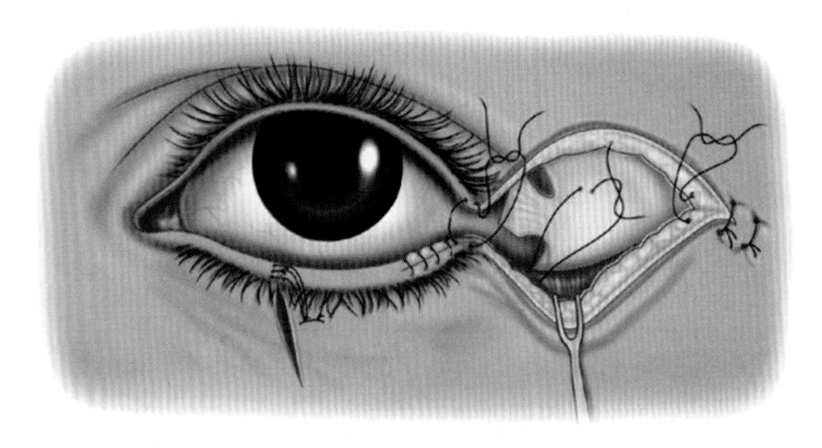

图 6-10 使用经典的三缝技术封闭缺陷。重建外眦角，并且连接结膜和皮肤的边缘重新形成外侧眼睑边缘。眼轮匝肌固定在骨膜上

为了防止新重建的眼睑缩回，将 5-0 Vicryl 线从皮瓣的皮下组织传递到骨膜眶侧缘。当缝线打结时，眼睑可轻度过度矫正。将几个倒置的 6-0 Vicryl 线置于皮肤的皮下平面中，并用 6-0 线平行缝合皮肤边缘(图 6-11，视频 6-3)。

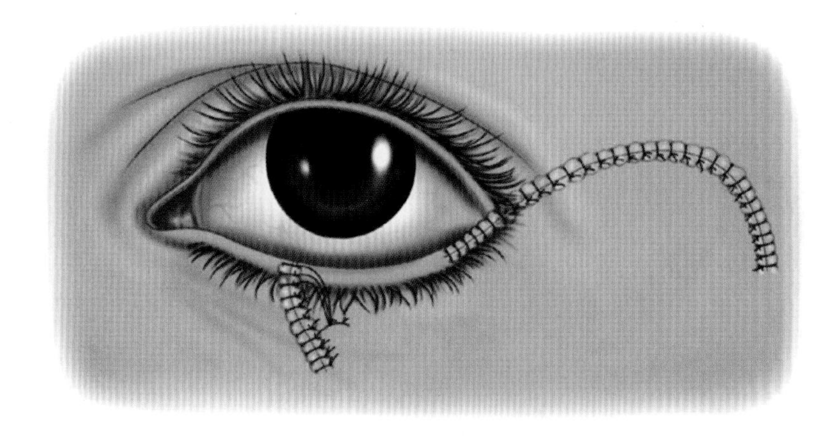

图 6-11 放置皮肤缝合线,闭合两个伤口

4. 上眼睑结膜重建(Cutler-Beard) “Cutler-Beard”桥瓣可用于重建大的上眼睑缺损,特别是位于中央的大眼睑缺损。修剪上部伤口边缘并使其垂直于边缘,展开下眼睑皮瓣(视频 6-4)。

下眼睑皮肤经过仔细标记,从边缘下 4mm 开始,以避免切割到动脉(图 6-12)。在眼睑的结膜侧形成相应的标记。皮瓣应与上部缺损的宽度相等。在皮肤标记的末端,垂直线向下延伸。

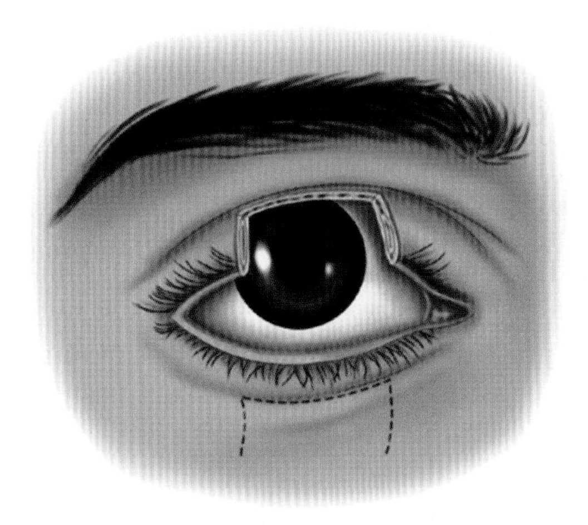

图 6-12 修剪一个大的中央上眼睑缺损,与下眼睑桥瓣的轮廓宽度相同

用刀片切开皮肤和眼轮匝肌。将眼睑外翻,并用同一片刀片通过结膜和睑板做相应的切口。这两个切口用锋利的 Westcott 剪相连。这样有助于外科医师避免损坏边缘轮廓。用同一把剪刀,全厚度切口可以在两个方向上水平延伸到皮瓣的预定边缘。在切口过程中,外科医师必须始终保持距离边缘 4mm 的距离。

发展出的下眼睑桥对于保持重建的下眼睑的正常外观和功能是非常重要的。在水平切口的末端,向下做出垂直的全厚度切口,形成下眼睑推进皮瓣。将该皮瓣轻轻放在下眼睑桥下,然后放入上眼睑缺损处。皮瓣必须填满缺损并且没有明显的低牵引力。通过延伸垂直切口可以推进额外的下眼睑组织。

用镊子轻轻拉下伤口上缘的结膜。皮肤边缘可以由助手向上收回。在分离组织时，可以在结膜上方识别上睑提肌的白色边缘。

此步骤建议使用3层封闭。上眼睑结膜通过多个6-0普通肠线连接到桥瓣的结膜（图6-13）。一些外科医师可能选择放置软骨移植物为眼睑提供额外的稳定性。如果放置移植物，则应将下眼睑结膜轻轻地与上覆组织分开几毫米，以作为软骨移植物的受体部位。将耳软骨移植物（或其他合适的材料）取出，修剪并固定到上睑提肌（上部）和睑板（侧面），用6-0 Vicryl线间断缝合。用6-0普通肠合线缝合皮肤-轮匝肌层。

如果不进行移植，则计划另外两层封闭。闭合的中间层包括将上睑提肌腱膜的残余物连接到眼轮匝肌或桥瓣。表面闭合需闭合皮肤。

中间层用多条6-0 Vicryl线缝合，将桥瓣轮匝肌在缺损的上部皮瓣上提到腱膜。这种闭合对于确保重建的上眼睑的良好运动非常重要。

用多个6-0普通肠线缝合皮肤（图6-14）。外科医师还应注意沿着上眼睑边缘缝合皮肤边缘。沿着前进皮瓣的下部到下眼睑的皮肤缝合在内侧和外侧边缘处完成。应使用6-0普通肠线直接缝合延伸到外眦区的其他伤口。

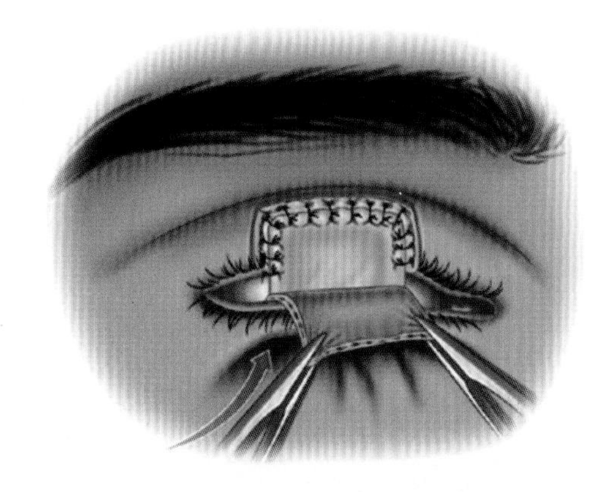

图6-13 结膜层可以用6-0普通肠线间断缝合。可以将上睑提肌缝合到眼轮匝肌层，或者可以将软骨移植物放置在结膜上并固定到睑板和上睑提肌上

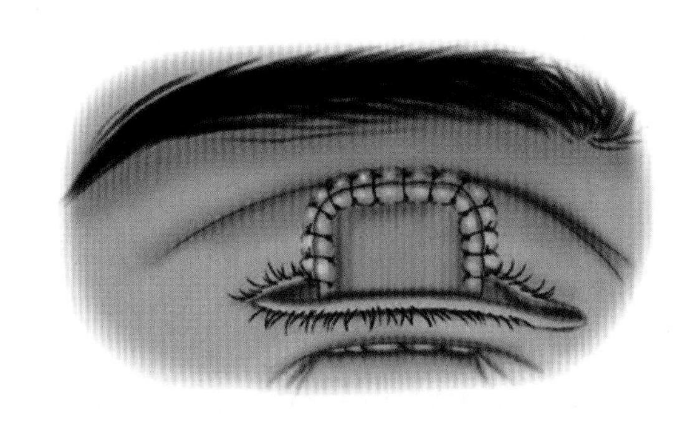

图6-14 间断缝合皮肤

在正常下眼睑组织的桥下可以看到整个完成的桥瓣。应避免使用压力敷料或垫板，以确保不损害皮瓣循环。可以沿着睑裂切断皮瓣，并且在3周后重建眼睑。桥的下缘应用刀片或剪刀剥开，并用可吸收的缝合线缝合到皮瓣的上缘（图6-15）。上眼睑可以用热烧灼法雕刻；边缘将在几天内重新上皮化（视频6-5）。

5. 下眼睑结膜重建（Hughes） Hughes结膜瓣可用于替换大的下眼睑重建中的眼睑后板。皮瓣可以在其外侧和内侧边缘固定到现有的下眼睑睑板或在眼角的骨膜瓣。然后用前移皮瓣或移植物覆盖睑板瓣（视频6-6）。

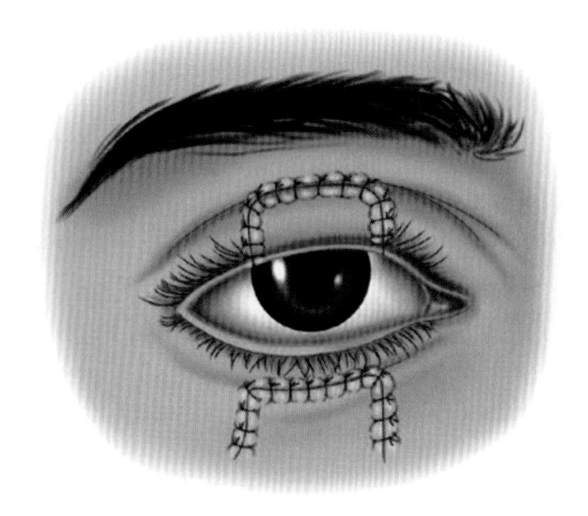

图 6-15　桥瓣被切断后，重新连接到下眼睑边缘

识别下眼睑肿瘤，并标记几毫米边缘正常皮肤组织。用刀片切开皮肤，用剪刀取出肿瘤。下眼睑伤口边缘垂直。如果需要对边缘进行永久性或冷冻切片分析，则将样本送去病理科。

可以临时闭合眼睑以保护角膜，并拉伸剩余的眼睑皮肤以防止收缩。将 4-0 丝线穿过剩余眼睑的颞部，然后穿过眼睑的下部和中间部分。将缝合线系在棉垫上。一旦确认肿瘤被完全切除，就拆除丝线。

应用刀片清创伤口的边缘。测量缺陷的大小。上眼睑皮瓣的宽度应足够宽，以防止闭合时产生水平张力。将皮瓣标记在睑板表面上。外科医师必须在上眼睑上留下至少 3.5mm 的睑板，以保持适当的稳定性。

用刀片切开结膜和睑板（图 6-16）。用 Westcott 剪从上覆的眼轮匝肌中解剖睑板。一旦睑板被剥离，手术平面在结膜上方继续。为了改善暴露，外科医师轻轻地将睑板向下拉，助手将皮肤-肌肉平面向上拉。在此期间，外科医师应能够通过结膜随时看到剪刀的尖端。

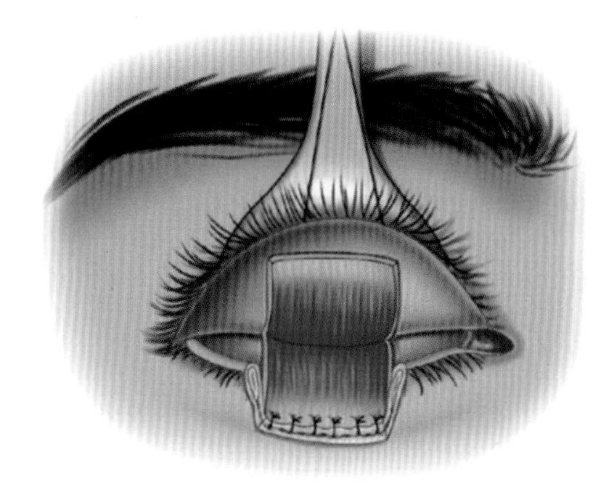

图 6-16　切开结膜瓣并从上眼睑切开，使其宽度与缺损的宽度相对应。将其缝合到下眼睑结膜上。标记下眼睑前移皮瓣或计划皮肤移植

沿着结膜瓣的外侧和内侧边缘做垂直切口，以形成与下眼睑相对应的皮瓣缺损。皮瓣应位于下眼睑缺陷处。如果持续向上牵引，则应进行额外的结膜剥离并延长侧切口。睑板下用 6-0 Vicryl 线将皮瓣的睑板下缘间断缝合在下眼睑缺损的剩余结膜上。

推进皮瓣中睑板的最上部分固定在下眼睑的内侧和外侧残余部分上。每侧放置几条 6-0 Vicryl 线。通过这种方式将结膜瓣固定在其外侧、内侧和下侧。可以看到上眼睑的睑板与下眼睑的剩余睑板对齐（图 6-17）。

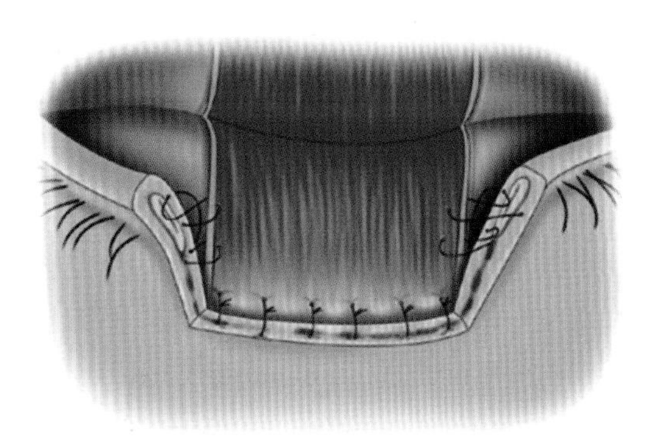

图 6-17 结膜瓣位于内侧、外侧和下侧

睑板瓣可以覆盖眼睑和伤口下方的脸颊发展的滑动前进皮瓣。垂直切口可以从伤口缺损的垂直边缘向下进行。皮瓣不应使伤口处于较低的张力。此外，为了减少术后收缩的可能，皮瓣不应该包含肌肉。

皮瓣的优越性体现在，供体睑板的上部有多个 6-0 普通肠线。必须使用 6-0 丝线将皮瓣的侧边缘正确地缝合到剩余眼睑边缘的皮肤上。在内侧放置一条类似的缝线以将皮瓣连接到内侧眼睑边缘残余部分。剩下的皮肤边缘可以用 6-0 普通肠线缝合。

或者，可以制备并固定全层皮肤移植物（图 6-18）。这是棉质的 Telfa 枕垫覆盖。1 周后取下枕垫。

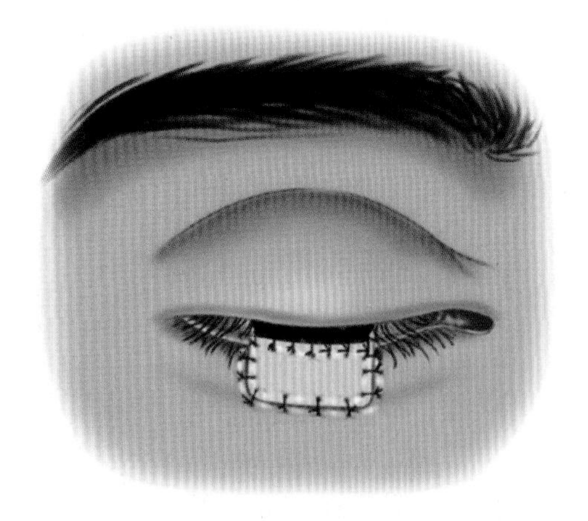

图 6-18 将全厚皮片缝合到皮肤边缘。这包括上眼睑皮瓣

结膜桥可在3～6周切断(图6-19)。如果持续存在任何的不规则表面,可以用热烧灼法雕刻新的眼睑边缘(视频6-7和视频6-8)。

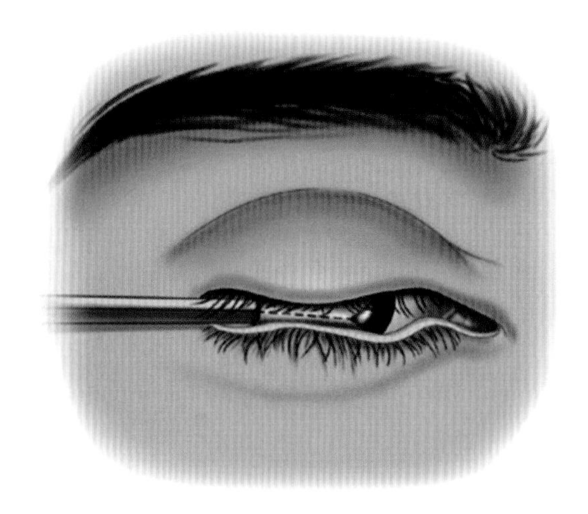

图6-19 几周后,用剪刀将桥剪断。在剪刀后面放置一个光滑的钝器来保护眼睛

6. 全厚皮片移植的内眦肿瘤切除术 通常可以直接闭合小的内眦缺陷,或者可以允许该区域颗粒化。该区域的凹度,以及与眼睑和眉毛的接近度是限制皮瓣发展以封闭较大缺陷的因素。皮瓣移植往往提供足够的覆盖并且可以很好地修复大多数内眦缺损。

手术开始时,在供体部位注射2%利多卡因,皮下注射肾上腺素和0.5%布比卡因。这是为了通过液压提升皮肤,以便之后的解剖。

为了切除内眦肿瘤,外科医师首先用标记笔描绘可疑部位,保留几毫米边缘的正常皮肤组织(图6-20)。可以用缝线标记样本以提供正确的方向,并将其送去进行冷冻切片分析。解剖的深度应至少通过眼轮匝肌。同时必须彻底止血。

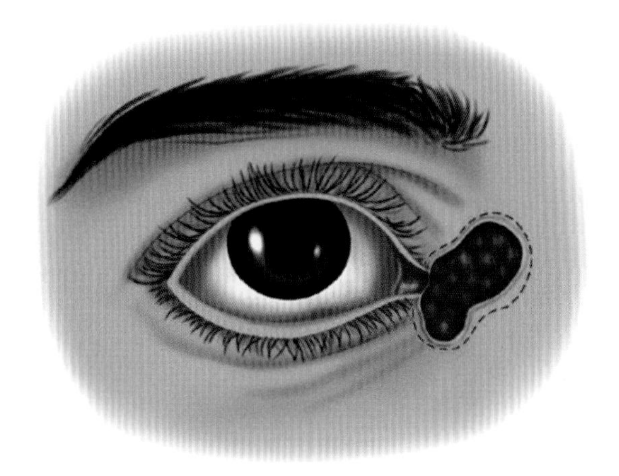

图6-20 内眦肿瘤用适当的边界标记并切除

当计划使用耳后皮肤移植时，应放置牵引线以将耳朵保持在适当位置。将 4-0 丝线穿过皮肤放置在耳轮的外侧和耳前皮肤上，牢固地系在一起。这种缝合线使耳后皮肤处于紧张状态，并提供出色的可视化效果。该区域的皮肤也可以从前臂或锁骨上区获取。

用剪刀剪下一块 Telfa，以匹配内眦缺陷的大小和形状。该材料将用作移植物的模板。将模板放置在供体部位上并用标记笔勾画。为了便于闭合，可以沿着褶沟的折痕将“翼”添加到轮廓上，形成椭圆形（图 6-21）。用 15# 刀片和 Westcott 剪切除椭圆。皮下组织很少，外科医师应小心移除薄薄的移植物。过多的皮下组织会抑制血管向内生长，并减少移植成功的机会。

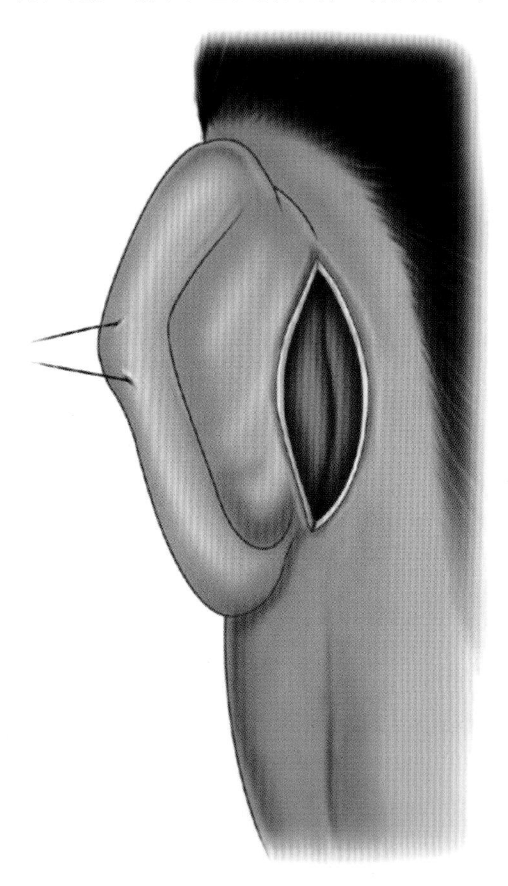

图 6-21　可以从耳后沟、锁骨上区或上臂获取全厚皮片全层皮肤移植物

移除移植物后，可进行进一步的减薄。必须非常小心地处理移植物。移植物可以平放在外科医师戴手套的手指上，皮下侧朝上。与移植物平行的 Westcott 剪用于从组织下侧修剪多余的皮下组织。如果移植物移动或“束起”，则在移除更多皮下组织之前，应将其再次平放在手指上。如果移植物没有平放，剪刀可能穿透表面并形成“扣眼”。

使用多个 6-0 普通肠线将移植物固定到伤口边缘。可以在伤口上涂抹抗生素软膏。将几根 6-0 丝线或尼龙缝合线放置在离移植物边缘几毫米处。将这些永久性缝合线的末端留长，因为它们将被用于将棉制 Telfa 垫枕在移植物上（图 6-22）。只需两根缝线即可牢固地固定小枕垫，但较大的枕垫可能需要多达 8 根缝线。将一小块 Telfa 放在移植物上并用湿棉片覆盖。

将永久性缝合线系在棉花上；术后第1周可对移植物施加轻微压力(图6-23)。

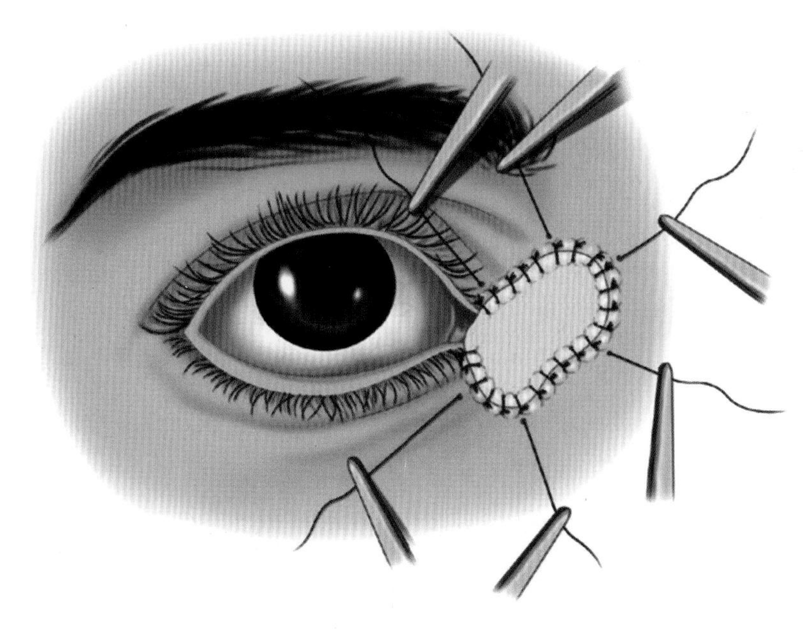

图6-22　将皮肤移植物缝合在伤口上。将多条6-0丝线放置在离移植物几毫米的地方，用于固定枕垫

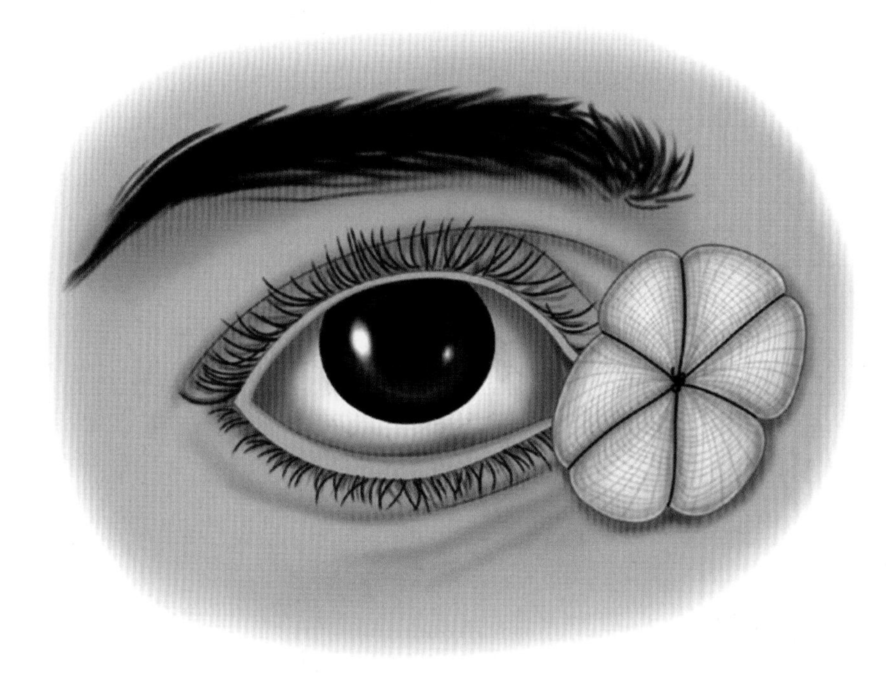

图6-23　将皮垫固定在植皮片上

固定移植物的另一种方法(如视频中所示)是将相同的棉制 Telfa 垫放在移植物上。然后用一个半英寸宽的灭菌条覆盖并对施加压力。将折叠的眼垫 4×4 放置其上并用胶带粘贴以获得额外的压力。外敷料在 2 天内取出，垫子在 7 天内取出。

用 5-0 的铬缝合线缝合耳后区，放置在近-远-远-近或其他减少张力的模式。用抗生素软膏涂抹伤口，并将 Glasscock 型敷料放在耳朵上。这种敷料会对耳朵产生轻微的张力，以减少术后出血的发生率。

上臂移植部位用几根皮下 4-0 Vicryl 缝合线封闭。使用 5-0 尼龙缝线或钉子封闭皮肤。这些都将在 2 周内取出。

(张梦瑶　石文卿　译)

第7章 眼睑松弛综合征

Kathryn P. Winkler, Geoffrey J. Gladstone

眼睑松弛综合征(Floppy eyelid syndrome,FES)是一种眼睑错位,其特征是水平眼睑松弛增加。患者最常出现黏液分泌和眼睛刺激增多,这种症状在醒来后更加严重和频繁。常伴乳头状结膜炎,最突出的表现是上睑结膜,上眼睑容易外翻,眼睑被外力向上牵引。

一、病因

眼睑松弛综合征的病因可能是多因素的。组织病理学检查证实睑板中弹性蛋白减少。另外,可能存在基质金属蛋白酶的上调。眼睑松弛综合征与多种疾病有关。通常,这种疾病与肥胖和阻塞性睡眠呼吸暂停(obstructive sleep apnea,OSA)有关。据认为,患有 OSA 的患者通常易于入睡并且睡眠模式受到干扰和中断,导致上眼睑被机械拉伸。摩擦和刺激,最终导致乳头状结膜炎。通常情况下,患者在睡觉时会偏好左或右的侧卧习惯或脸朝下的睡觉姿势,导致睫毛指向与正常的方向相反,或者直接朝下。OSA 和 FES 同时发生是一个重要的联系,它提醒患者和他们的全科医师与 OSA 有关的发病率和死亡率。然而,值得注意的是,眼睑松弛综合征(FES)可能发生在没有 OSA 或肥胖的情况下。其他相关因素包括唐氏综合征、圆锥角膜、频繁擦眼、高血糖症、上睑下垂和皮肤病等。

二、检查

检查时要注意沿着睫毛分布的黏液或黏液分泌物。上眼睑向上牵引容易导致外翻,特别是存在颞侧牵引时。眼睑松弛,定义为眼球分散注意力增加。眼睑结膜上经常出现乳头状结膜炎和结膜充血。偶尔会出现相关的点状角膜炎,上角膜尤其严重。睑板层表现为橡胶状,不透明,且呈现絮状。通常,眼睑会表现出鳞状重叠。

三、外科处理

保守的处理包括在睡觉时涂润滑液、修补或在眼睛上使用护罩。偶尔,如果 FES 与 OSA 同时发生,症状会随着 CPAP 的开始而改善。这可能是因为患者以仰卧姿势睡觉,睡眠中断较少。

当保守治疗措施无效时,则需要从水平方向收紧眼睑的外科干预。上睑下垂修复术上睑提肌前移不足以改善与 FES 相关的上睑下垂。水平收紧过程包括切除睑板和皮肤,切除的程度可能不一致。一般而言,皮肤往往采用 T 形切口。

水平距离约为 25mm,垂直距离约为 15mm(图 7-1,视频 7-1)。这些测量值可能会根据需要水平收紧的程度而有所不同。垂直切口标记应位于角膜外侧,以避免手术后缝线的刺激。

使用 15# 巴德·帕克刀片沿着先前放置的标记切割皮肤。皮瓣在垂直切口的内侧和外侧升高。使用 11# 刀片制作从边缘延伸至上睑缘的全层眼睑切口。在睑板上的切口应深入到垂直的皮肤切口里面。然后，内侧眼睑被侧向分散以覆盖外侧眼睑，以确定所需的眼睑缩短量。应在手术中判断切除的睑板量。应注意确保泪点不要横向分散超过几毫米。一旦被切除的组织数量被确定，边缘则用 11# 刀片标记。然后从边缘进行全层睑板切口，直至睑板上缘。然后使用 Westcott 剪以五边楔形方式切除。

边缘用垂直床垫、倒置、埋入，在灰线处中断 6-0 Vicryl 缝线（图 7-2）。然后用两个半厚度 6-0 的 Vicryl 缝合线来缝合睑板。为了避免对角膜的刺激，保持部分厚度是很重要的。然后用一个 6-0 Vicryl 缝线简单的中断缝合睫毛线。

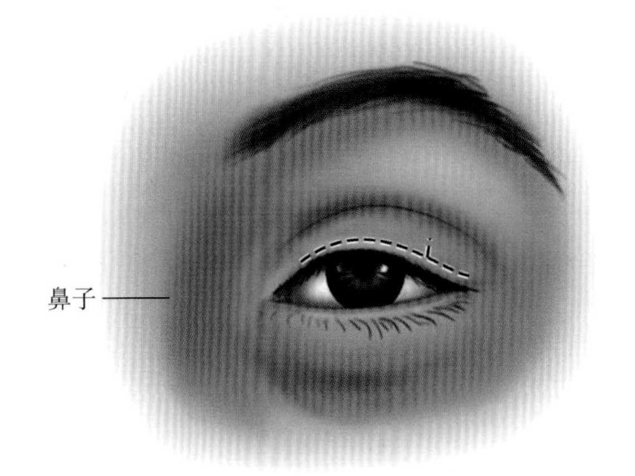

图 7-1 眼睑软组织修补切口：鼻侧

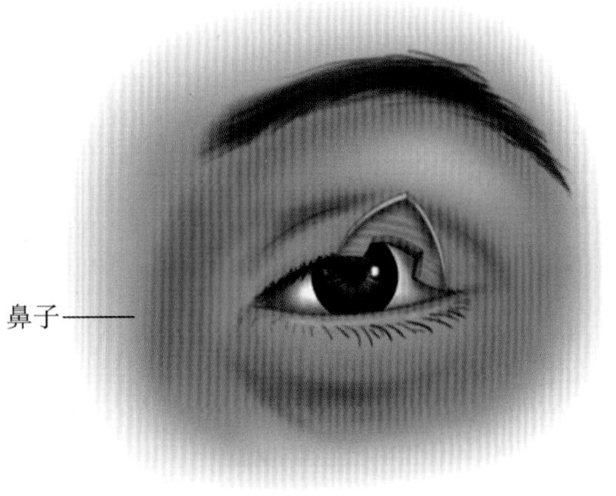

鼻子

图 7-2 切除眼睑缘和睑板

边缘应近似于轻微的外翻（图 7-3）。然后用重叠技术确定要切除的皮肤数量，类似于以前的睑板重叠技术。

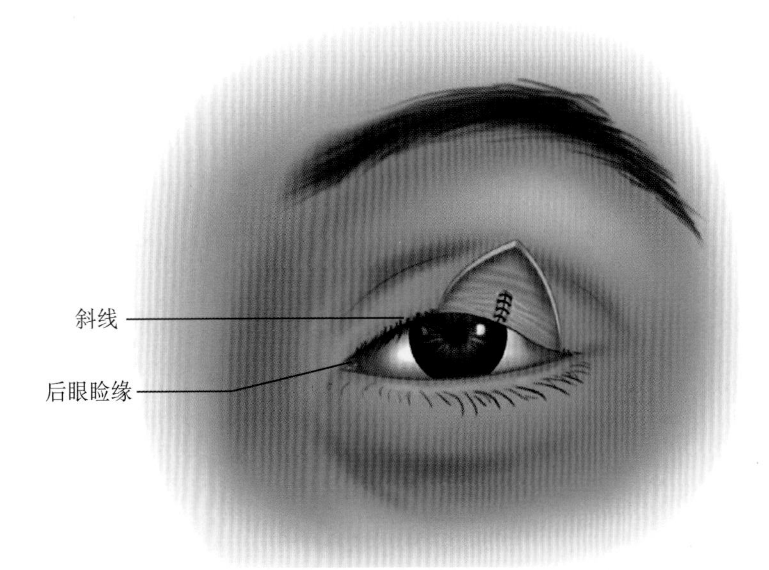

图 7-3 边缘应略微外翻：睫毛线、眼睑后缘

切除的皮肤数量通常明显少于切除的睑板量(图 7-4)。使用 Westcott 剪切除皮肤。皮瓣的下缘用 6-0 的普通肠线缝合。然后,这些边缘与切口的下缘用同样的 6-0 普通肠线连接,然后用一条小尾巴将其系紧和切割。其余的切口用 6-0 的普通肠线缝合。

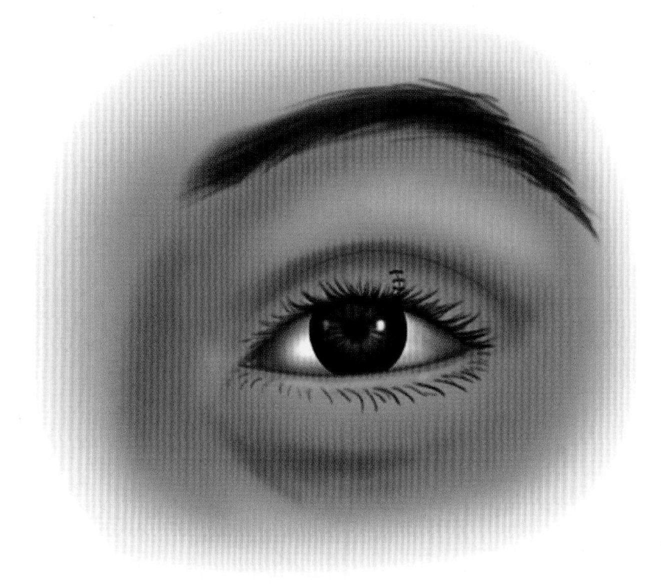

图 7-4 皮肤被重新划线、切除并缝合

(贺 嬴 裴重刚 译)

第8章 泪器疾病

Geoffrey J. Gladstone, Timothy Ekhlassi, Kathryn P. Winkler

一、三剪成形术

溢泪可能是由泪点和垂直小管狭窄引起的。在泪小管中的单个垂直切口将允许进入泪道系统，用于冲洗或置管，但会迅速发生再狭窄。三剪成形术去除垂直小管的内壁，允许类似的通道，通常不会发生再狭窄（视频 8-1）。丝裂霉素 C 可在手术结束时使用，以提高成功率。

向垂直小管前面的皮肤及其下面的结膜按 50∶50 的比例注射 2%利多卡因和 0.5%布比卡因的混合物。用泪点扩张器扩张泪点和近端小管。将 Westcott 剪插入垂直小管并向远侧移动，形成垂直切口。用细齿钳抓住小管的内壁，将剪刀向内侧移动，再做一个垂直切口。在垂直小管的基底处做一个水平切口以移除组织。没有使用烧灼的情况下，移除了整个小管的内部、垂直壁（图 8-1）。如果需要，可以用棉签涂抹 0.05%丝裂霉素 C 2 分钟，然后冲洗该区域以除去残留的丝裂霉素。

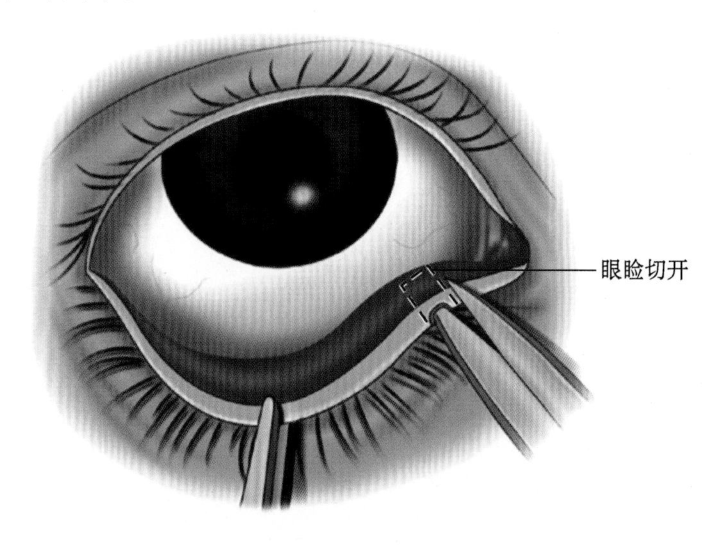

图 8-1 放置在垂直小管内的剪刀。显示要切除的组织面积

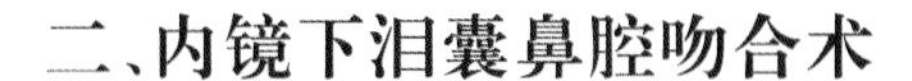

二、内镜下泪囊鼻腔吻合术

(一)目标和原则

内镜下泪囊鼻腔吻合术(endoscopic dacryocystorhinostomy，EDCR)是一种通过建立从泪囊到鼻腔的替代通道来绕过鼻泪管阻塞的手术。这通常是为了缓解过度撕裂或继发于此部分或完全性鼻泪管阻塞。它可以在先前泪囊鼻腔吻合术(DCR)失败后进行，也可以在没有接受过手术的患者中进行(视频 8-2)。

DCR 可以在外部通过皮肤切口进行，也可以在内部通过 EDCR 或经颅 DCR 进行。与外部方法相反，EDCR 的主要优点是不会有由 EDCR 引起的可见瘢痕。许多研究已经回顾了外部 DCR 与 EDCR 的成功率，结果各不相同。许多大型研究发现两种手术之间的成功率相似。对于有经验的内镜外科医师，EDCR 的手术时间可能小于外部 DCR 的手术时间。

因为不需要皮肤切口，患有急性泪囊炎的患者可以进行 EDCR。然而，通常在外科手术之前口服抗生素治疗急性泪囊炎。在手术前进行鼻内镜检查以检查鼻中隔偏曲和鼻内肿瘤。在 EDCR 之前，明显偏离的鼻中隔可能需要进行鼻中隔成形术。鼻内空间不足会使 EDCR 手术变得困难。在手术前，进行各种测试以评估泪腺系统。这些措施包括泪道冲洗和探查泪小管，基本分泌物测试以及泪囊触诊。

(二)术前处理

为了减少手术中的出血，最好在手术前停止各种药物治疗。包括阿司匹林、cox-1 非甾体抗炎药、香豆素、硫酸氢氯吡格雷片(波立维)和任何其他抑制止血的药物。如果由其他医师开处方，未经他们同意不得停止。重要的是要确定患者停药多长时间，以及在手术后多久重新使用合适。

(三)麻醉

要求患者在手术前约 30 分钟清洁鼻腔。在手术侧的鼻腔中施用 2 次鼻减充血药——0.05%羟甲唑啉喷雾剂。5 分钟后，重复给予鼻减充血药。然后将患者带入手术室并镇静。虽然大多数患者在静脉镇静的监控下能忍受手术，但有些患者需要全身麻醉。在镇静药下，将 18.5in 纱布浸泡在 4%可卡因溶液中，用半英寸包在中鼻甲区域 5 分钟。使用 50∶50 利多卡因与 1∶100 000 肾上腺素和 0.5%布比卡因与 1∶200 000 肾上腺素的混合物进行局部麻醉，注入与泪点相邻的上眼睑和下眼睑的结膜。移除鼻腔填塞物，并将 4mm 零度内镜带入视野。在内镜下直接观察前中鼻甲、钩突、鼻侧壁和鼻中隔黏膜，给予相同的局部麻醉药混合物。在直接可视化下的情况下，用内镜检查和黏膜热烫。在内镜下，在鼻腔外侧壁和中鼻甲之间再放置一条浸透可卡因的纱布至少 5 分钟。这将进一步缩小黏膜，并在手术期间提供更多的工作区域。止血是在内镜下泪道手术中保持良好视野的最重要因素。

(四)黏膜切除

取出鼻腔填塞物并将内镜置于鼻内检查。中鼻甲偶尔会被骨膜剥离器的钝端破坏，以便能够无障碍地观察钩突并避免阻塞窦口。轻轻地进行这种操作以避免潜在的脑脊液漏，因为中鼻甲直接附着在筛骨板上。

在纯凝固设置的防护性单极烧灼用于烧灼鼻甲的鼻腔黏膜，其距离仅从鼻甲附着到鼻甲下缘的中鼻甲前面。烧灼的边界延伸到钩突前 10mm 和中鼻甲根部 10mm(图 8-2)。注意避免烧灼中鼻甲。或者可以用镰刀刀片来切开黏膜，并且可以使用提升器来提升黏膜瓣。烧灼有利于止血(图 8-3)。

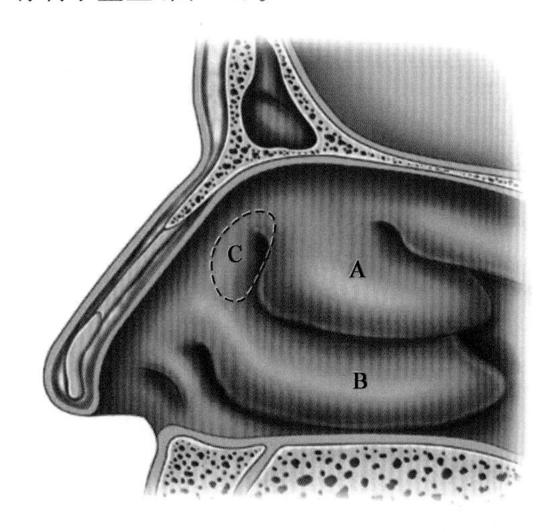

图 8-2　中鼻甲(A)、下鼻甲(B)，要去除的骨骼和黏膜(C)

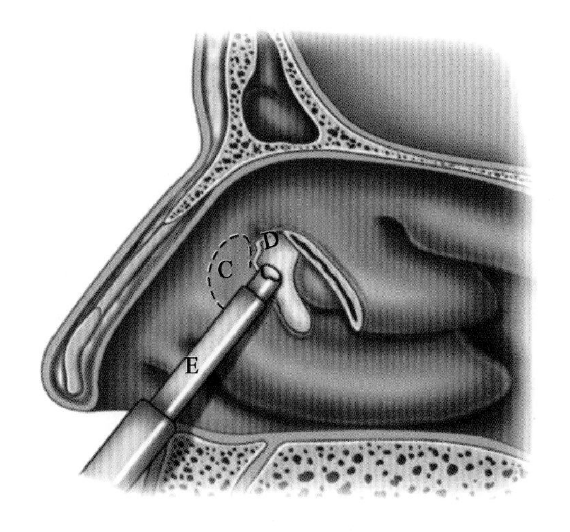

图 8-3　用 Bovie 烧灼法取出黏膜(E)、鼻黏膜(C)、泪窝骨(D)。为了视野清晰，切除部分鼻甲

烧灼后，用骨膜剥离器的锐缘去除黏膜，露出下面的骨头。使用 Blakesley 镊子或 Takahashi 镊子清除黏膜碎片。清除黏膜可减少骨切除过程中的出血(图 8-4)。

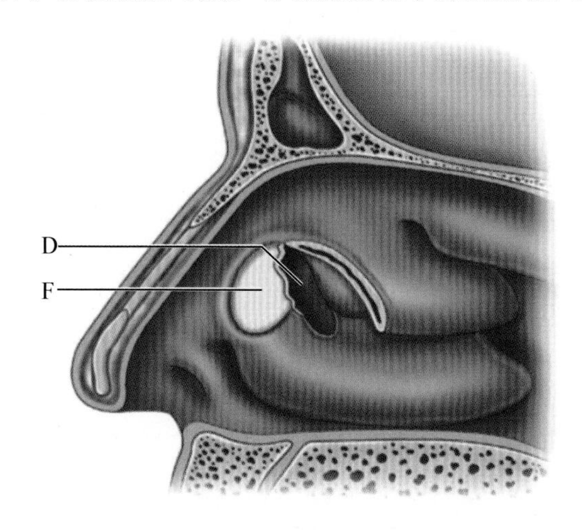

图 8-4　切除骨头(F)和钩突的过程(D)

(五)截骨术

使用中型 90°的 Kerrison 咬骨钳，在外露骨的后缘开始去除骨骼。咬骨钳用于去除上颌骨的前突及一些泪骨，以暴露泪囊。为了防止在截骨术中切开泪囊，确保咬骨钳始终与骨骼接触(图 8-5)。

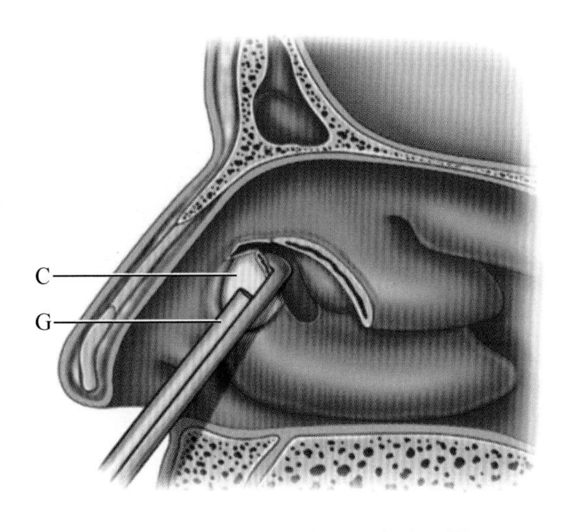

图 8-5　用 Kerrison 骨钳(G)去除泪骨(C)

(六)泪囊切开术

在泪点扩张后,用 1-0 Bowman 探针通过上部泪小管系统并且在泪囊的内侧壁上形成帐篷(图 8-6)。然后用镰刀刀片垂直切开帐篷囊(图 8-7)。使用相同的刀片或用 Blakesley 镊子或 Takahashi 镊子轻轻撕开黏膜来扩大囊口。

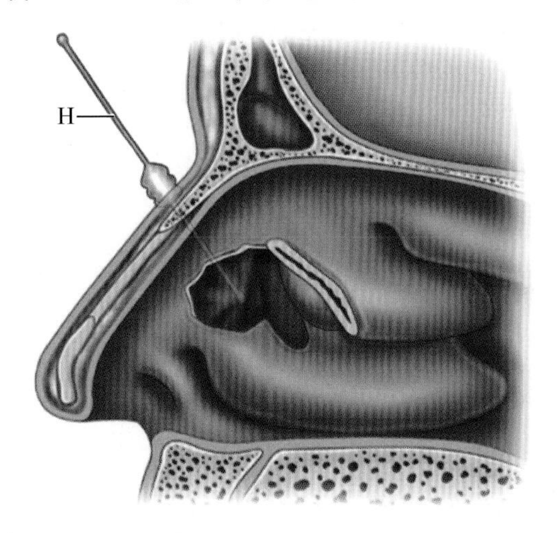

图 8-6　用 Bowman 探针(H)隆起泪囊

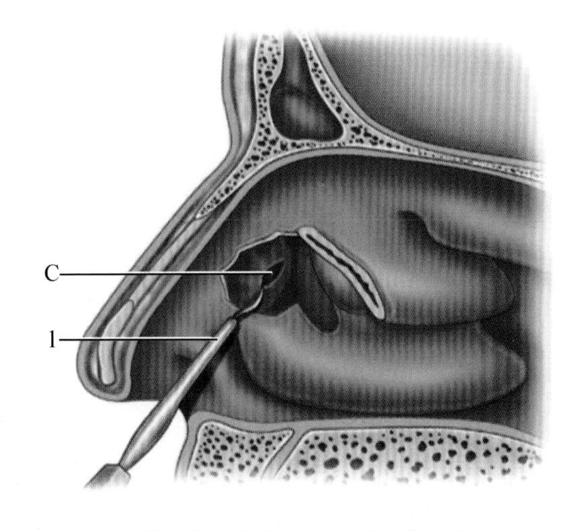

图 8-7　用镰刀(I)切开泪囊(C)

(七)放置硅胶支架

将硅胶管穿过两个泪小管、窦口,进入鼻内。在轻微的张力下,将管子系成一个方形结(图 8-8)。可以将 5mm 的 Robinson 导管系在该结上,以便在管脱垂时重新定位。术后不需要使用敷料或药物。

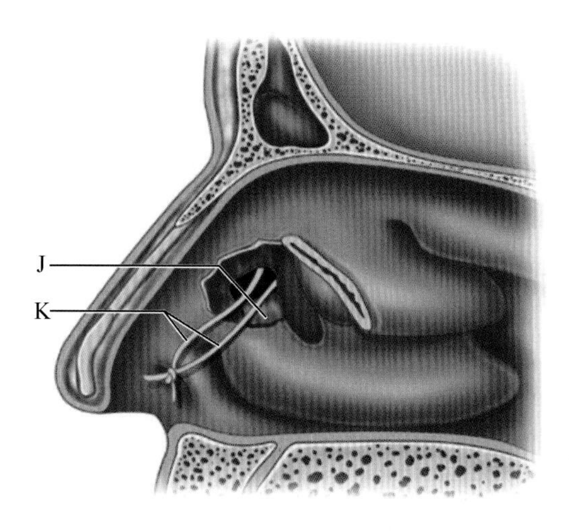

图 8-8　用鼻子固定的硅胶管(K)与泪囊瓣(J)

(八)术后管理

EDCR 的术后护理相当简单。主要的预防措施是避免眼睛摩擦,这可能会使管子移位。要求患者在第 1 周不擤鼻涕,因为这会导致鼻出血。在第 1 周后,要求患者每天在手术侧多次使用生理盐水喷雾剂,然后擤擤鼻子。这有助于去除鼻内碎屑,使鼻子感觉不那么堵塞。操作可以在 1～2 周后停止。理想情况下,导管应至少放置 3 个月,此时在眼角处切断管子,患者用力擤鼻涕将管子排出。偶尔需要手动寻找小管。对泪腺系统的重新测试是通过冲洗来进行的。

(九)并发症

出血是 EDCR 后最常见的并发症之一。避免出血的最佳方法是术前停止任何抗凝治疗和前面讨论的局部麻醉技术。如果术中出血无法控制,可在手术过程中使用浸泡在 0.05%羟甲唑啉中的鼻拭子。此外,如果发生任何鼻出血,可建议患者在术后 3 天,每天使用 0.05%羟甲唑啉鼻喷雾剂喷洒 3 次。如果不能止血,可能需要进行鼻腔填塞。如果要保留鼻腔填塞物,则患者需口服 1 个疗程的抗生素。

由于侵袭性解剖,术中可能发生并发症。过度的颞部解剖可能导致眶内容物损伤,例如内直肌。如果遇到眼眶脂肪,最好避免在该区域进一步解剖。更有甚者,可能在颅底导致脑脊液漏。最好通过去除仅覆盖泪囊的骨来避免这种情况。如果存在泪囊位置的问题,最好通过按压泪囊或通过 Bowman 探针来重新定向。如果确实发生脑脊液漏,则应终止手术并请神经外科医师会诊。

如果硅胶管脱垂,患者可以尝试用力擤鼻子,同时闭塞对侧鼻孔。在几次不成功的尝试之后,可以将管子临时贴在鼻子或脸颊上以避免眼睛受到刺激。若患者合作,导管可以很容易地被重新定位。轻微的脱垂有时可以将外引流管从外部送入鼻子。当发生更显著的脱垂时,管道通常会被卷入泪囊并反冲。在这种情况下,应使用卡口钳将管子拉回鼻腔。内镜有助于导管定位,但 Robinson 导管通常只有一个窥器。在进入鼻子之前,可用鼻减充血药收缩黏膜。另外,吸入的黏膜麻醉药可缓解不适。理想情况下,导管应至少放置 3 个月。

三、改良 Jones 管内镜下结膜泪囊鼻腔吻合术

(一)目标和原则

在几种情况下可以显示泪腺系统的完全旁路。包括失败的泪囊鼻腔吻合术、泪小管阻塞、泪液分泌过多和继发于面神经麻痹的泪泵衰竭。泪小管阻塞阻碍泪道的泪液分泌。泪液分泌过多可能导致溢泪。面部麻痹导致泪泵衰竭,因为没有眨眼机制,泪囊不能产生负压以将泪液吸入泪道系统。内镜下结膜-泪囊鼻腔吻合术(conjunctivo dacryo cysto rhinostomy,CDCR)绕过整个泪腺系统,将眼睑区域的眼泪直接带到鼻内。

(二)检查

通过试图探测泪小管可以证实泪小管阻塞。无法使探针穿过泪小管是内镜 CDCR 的指征。尽管没有眼表疾病,当探测和冲洗系统产生正常结果,也会出现溢泪,应怀疑泪液分泌过多。这可以通过基础泪液分泌或 Schirmer 试验超过正常读数来证明。最后,应进行鼻内镜复制以检查影响手术的结构因素,以及检查鼻内肿瘤。显著的间隔偏差会使 Jones 管的放置变得困难。

(三)外科手术

手术过程中,内镜 CDCR 的外科手术以与 DCR 相同的方式进行麻醉(视频 8-3)。另外,将相同的局部麻醉混合物施用于内侧眼角,与改良的 Jones 管的区域相同,在 45°的下内侧方向上,一旦实施局部麻醉,用 10 号或 12 号的静脉留置针形成 Jones 管的管道。在放置之前,将弯曲放置在 Angiocath 中以辅助管的前部放置(图 8-9)。在 45°的内侧中间方向,Angiocath 通过肉阜中部推进。不建议切除肉阜,因为这会导致 Jones 管内移。Angiocath 被推入泪骨并进入鼻腔。必须在 Angiocath 背面保持稳固的压力,以防止针头滑出塑料导管(图 8-10)。在内镜直视下,将针进入鼻腔。

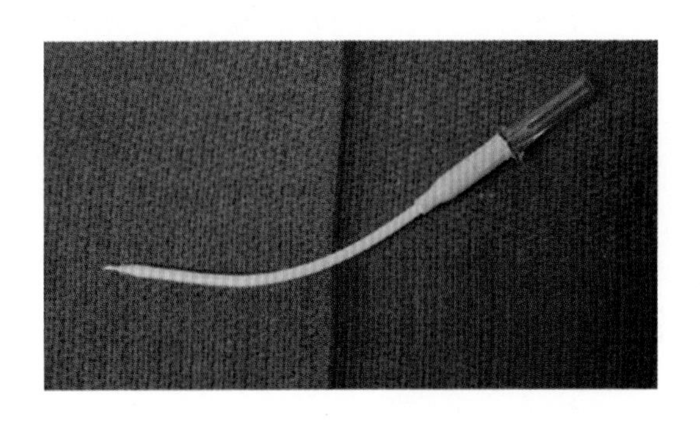

图 8-9 导管弯曲以保持鼻内口向前

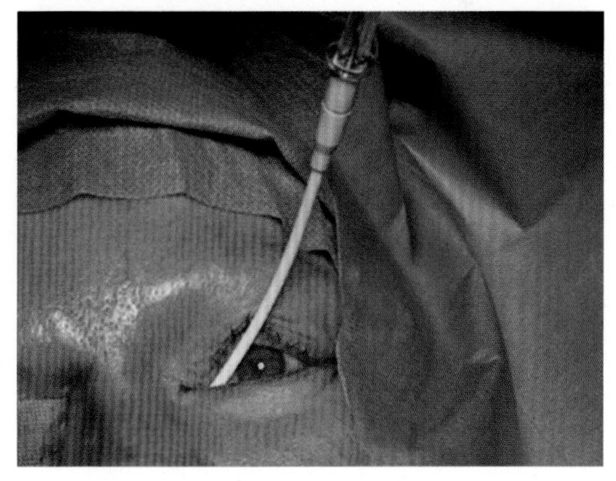

图 8-10 导管进入肉阜并退出中段

将1根9英寸20号导丝穿过导管，牢固固定，然后取出塑料导管(图8-11)。将4mm×19mm的Gladstone-Putterman改良的Jones管通过导线。该管设计有在外部凸缘远端4mm处的内部凸缘。增加的凸缘功能就像一个箭头的作用，用以有力地擤鼻涕、打喷嚏或咳嗽，以防止管内外移位或弹出(图8-12)。改良的管以与原始设计类似的方式插入，除了当内部凸缘穿过内眦组织时感觉到可触及的咔哒声。两个缩略图都用在外部凸缘上，以有效地将管推入到位。理想情况下，管的远端位于侧壁和隔膜之间的中间位置，并且位于中鼻甲的正前方。如果管长度不合适，可以插入更长或更短的管，导丝就位。换管时要小心，以免打碎玻璃管。如果镊子不容易输送管子，可以在近端缠绕2-0丝线缝合，以帮助提取。插入适当的管后，拆下导丝。

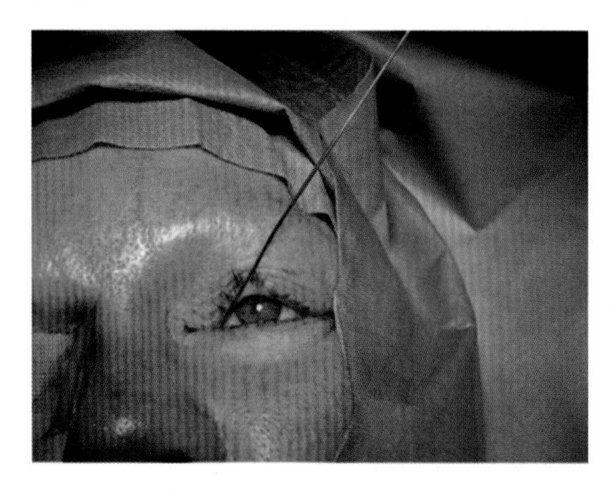

图8-11 取下塑料导管，用20号导线固定到位并将针缩回，塑料导管留在原位

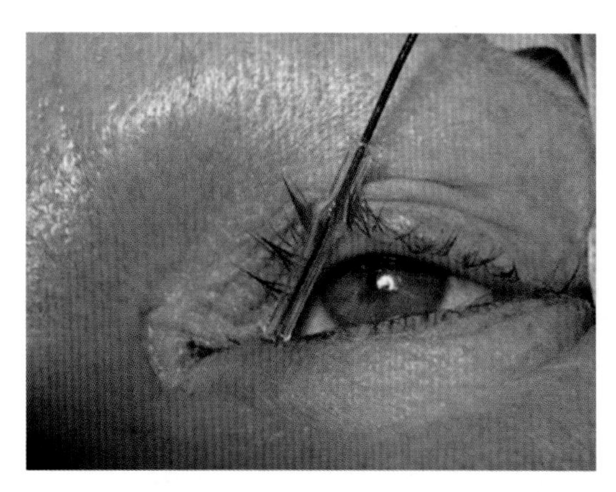

图8-12 Gladstone-Putterman改良的Jones管准备插入

为了促进管子在没有内部移位的情况下愈合，将6-0双臂丝线缝合在外部凸缘周围。两根针都穿过内眦，并用无菌橡皮筋系在皮肤上(图8-13)。术后1周取出枕垫和缝合线。术后不需要使用敷料或药物。

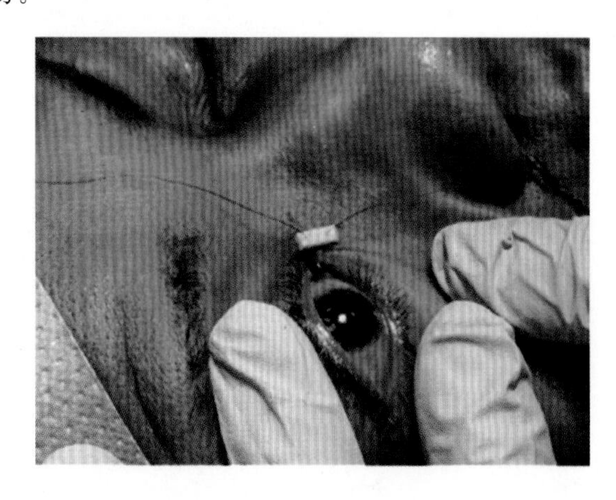

图8-13 内眦管的最终位置。缝合线穿过橡皮筋垫

(四)手术注意事项

Jones 管的远端可能太靠近中鼻甲。这种情况有可能导致管道闭塞和外部迁移。术中避免中鼻甲部分切除术可避免这些并发症。将局部麻醉药注入鼻甲的物质中。要拆除的鼻甲下部用小弯曲止血器压碎。围绕鼻甲的有害部分,将止血药施加到上边界,试图连接压缩区域。在压碎的线之后,用弯曲的内镜鼻甲剪刀切割鼻甲的一部分。持续连接通常需要用 Blakesley 镊子轻轻扭转以截断该部分。不建议拉鼻甲,因为它可能会导致脑脊液漏。

(五)术后管理

要求患者在第 1 周不擤鼻涕,因为这会导致出血。在此之后,当他们擤鼻涕、打喷嚏或咳嗽时,要求患者将手指放在改良的 Jones 管的近端上,这样可以避免管子外移。手术后 1 周取出橡皮筋垫。

(六)并发症

术后引流不良是由于置管不当或移位引起的。眼泪不能进入前移的管道。操作方案是重新定位 Jones 管更加向后。通常通过在外部凸缘周围缠绕 2-0 丝线缝合来移除管子,以最大限度地减少管子破裂的风险。在管周围收缩内眦组织可能需要使用 Westcott 剪从管中释放组织。将 12 号静脉留置针与先前的位置相对应,然后重新进入毛囊组织。Jones 管插入如前所述。

类似地,管的后部放置更多得重新定位。Jones 管后部位置过长可导致眼部刺激,并有阻塞结膜近端开口的风险。

管的内移还导致 Jones 管的近端和远端的阻塞。当不必要切除毛囊组织时,更有可能向内移位。取下这些管子可能很困难。有时在鼻内使用软器械将管子向外伸出。用 Westcott 剪暴露覆盖外眦部的内眦组织。一旦管子暴露,用 2-0 丝线有助于提取。解剖应尽量减少内眦组织的破坏。在广泛的组织操作的情况下,随后更换管子应待充分愈合后。这将减少重复内移的可能性。

管的外移阻止了泪液进入,并可能引起眼睑或眼睛刺激。手动压力可以将 Jones 管重新锁定到位。鼻内检查可能揭示这种位移的可治疗原因。可能性包括与鼻中隔的接触,需要放置较短的管。如前所述,如果中鼻甲推动管子的远端,则需要行部分鼻甲切除术。

有时,即使是一个位置完美的 Jones 管也可能被多余的结膜阻塞。注射类固醇注射或切除过多的组织也可以治愈。局部类固醇或非局部类固醇可缓解内眦组织的刺激。

(刘康成 黎 彪 译)